U0246157

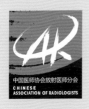

中国医师协会放射医师分会
CHINESE
ASSOCIATION OF RADIOLOGISTS

冠心病 CT 检查和诊断
中国专家共识

组织编写　中国医师协会放射医师分会
主　编　卢光明　金征宇

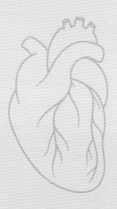

人民卫生出版社
·北 京·

图书在版编目（CIP）数据

冠心病 CT 检查和诊断中国专家共识 / 卢光明，金征宇主编 . —北京：人民卫生出版社，2024.2
ISBN 978-7-117-36071-5

Ⅰ.①冠… Ⅱ.①卢… ②金… Ⅲ.①冠心病 — 计算机 X 线扫描体层摄影 — 影像诊断 Ⅳ.① R541.404

中国国家版本馆 CIP 数据核字（2024）第 031123 号

| 人卫智网 | www.ipmph.com | 医学教育、学术、考试、健康，购书智慧智能综合服务平台 |
| 人卫官网 | www.pmph.com | 人卫官方资讯发布平台 |

冠心病 CT 检查和诊断中国专家共识
Guanxinbing CT Jiancha he Zhenduan
Zhongguo Zhuanjia Gongshi

主　　编：卢光明　金征宇
出版发行：人民卫生出版社（中继线 010-59780011）
地　　址：北京市朝阳区潘家园南里 19 号
邮　　编：100021
E - mail：pmph @ pmph.com
购书热线：010-59787592　010-59787584　010-65264830
印　　刷：北京顶佳世纪印刷有限公司
经　　销：新华书店
开　　本：787×1092　1/32　印张：3.5
字　　数：62 千字
版　　次：2024 年 2 月第 1 版
印　　次：2024 年 2 月第 1 次印刷
标准书号：ISBN 978-7-117-36071-5
定　　价：55.00 元

编写委员会

执笔人

张龙江 （中国人民解放军东部战区总医院放射诊断科）

李小虎 （安徽医科大学第一附属医院医学影像科）

龚良庚 （南昌大学第二附属医院医学影像中心）

胡春洪 （苏州大学附属第一医院放射科）

吕　滨 （中国医学科学院阜外医院放射影像科）

侯　阳 （中国医科大学附属盛京医院放射科）

肖喜刚 （哈尔滨医科大学附属第一医院 CT 室）

王锡明 （山东第一医科大学附属省立医院医学影像科）

刘通源 （中国人民解放军东部战区总医院放射诊断科）

专家组成员 （以姓氏汉语拼音为序）

鲍海华 （青海大学附属医院影像中心）

曹代荣 （福建医科大学附属第一医院影像科）

陈　兵　（宁夏医科大学总医院放射科）

陈　峰　（海南省人民医院放射科）

陈　敏　（北京医院放射科）

陈英敏　（河北省人民医院医学影像科）

陈志仁　（吉林省人民医院放射科）

程敬亮　（郑州大学第一附属医院磁共振科）

程晓光　（首都医科大学附属北京积水潭医院放射科）

崔建岭　（河北医科大学第三医院 CT/MR 室）

范国光　（中国医科大学附属第一医院放射科）

耿道颖　（复旦大学附属华山医院放射科）

耿左军　（河北医科大学第二医院放射科）

龚良庚　（南昌大学第二附属医院医学影像中心）

龚启勇　（四川大学华西医院放射科）

龚向阳　（浙江省人民医院放射科）

何　波　（昆明医科大学第一附属医院医学影像科）

洪　楠　（北京大学人民医院放射科）

侯　阳　（中国医科大学附属盛京医院放射科）

胡春洪　（苏州大学附属第一医院放射科）

胡红杰　（浙江大学医学院附属邵逸夫医院放射科）

胡元明　（深圳市中医院放射科）

黄　刚　（甘肃省人民医院放射科）

黄明刚 （陕西省人民医院影像科）

黄文才 （中国人民解放军中部战区总医院放射诊断科）

黄显龙 （重庆市人民医院放射科）

贾文霄 （新疆医科大学第一附属医院影像中心）

江桂华 （暨南大学附属广东省第二人民医院影像科）

江新青 （华南理工大学附属第二医院放射科）

金征宇 （北京协和医院放射科）

居胜红 （东南大学附属中大医院放射科）

雷军强 （兰州大学第一医院放射科）

黎海亮 （郑州大学附属肿瘤医院放射科）

李 澄 （南京医科大学附属明基医院放射科）

李 欣 （天津市第二人民医院放射科）

李传资 （海南医学院第二附属医院放射科）

李小虎 （安徽医科大学第一附属医院医学影像科）

李子平 （中山大学附属第一医院放射诊断科）

梁长虹 （广东省人民医院放射科）

廖伟华 （中南大学湘雅医院放射科）

林 伟 （成都市第一人民医院放射科）

刘 军 （中南大学湘雅二医院放射科）

刘 筠 （天津市第四中心医院影像中心）

刘挨师 （内蒙古医科大学附属医院影像诊断科）

刘爱连　（大连医科大学附属第一医院放射科）

刘建滨　（湖南省人民医院放射科）

刘士远　（海军军医大学第二附属医院放射诊断科）

刘文亚　（新疆医科大学第一附属医院影像中心）

柳　林　（吉林大学中日联谊医院放射科）

卢　洁　（首都医科大学宣武医院放射与核医学科）

卢光明　（中国人民解放军东部战区总医院放射诊断科）

罗天友　（重庆医科大学附属第一医院放射科）

吕　滨　（中国医学科学院阜外医院放射影像科）

吕　梁　（云南省第一人民医院放射科）

吕维富　（中国科学技术大学附属第一医院介入放射科）

马　林　（中国人民解放军总医院第一医学中心放射诊
　　　　　断科）

马明平　（福建省立医院放射科）

宁　刚　（四川大学华西第二医院放射科）

彭　芸　（首都医科大学附属北京儿童医院影像中心）

彭卫军　（复旦大学附属肿瘤医院放射诊断科）

邱士军　（广州中医药大学第一附属医院影像科）

任　克　（中国医科大学附属第一医院放射科）

容鹏飞　（中南大学湘雅三医院放射科）

沈　文　（天津市第一中心医院放射科）

舒　健　（西南医科大学附属医院放射科）

宋　彬　（四川大学华西医院放射科）

孙　钢　（中国人民解放军联勤保障部队第九六〇医院放射科）

孙浩然　（天津医科大学总医院放射科）

孙晓伟　（北京大学第一医院放射科）

孙应实　（北京大学肿瘤医院医学影像科）

陶晓峰　（上海交通大学医学院附属第九人民医院放射科）

汪登斌　（上海交通大学医学院附属新华医院放射科）

王　健　（陆军军医大学第一附属医院放射科）

王　青　（山东大学齐鲁医院放射科）

王光彬　（山东第一医科大学附属省立医院医学影像科）

王梅云　（河南省人民医院医学影像科）

王培军　（同济大学附属同济医院医学影像科）

王荣品　（贵州省人民医院医学影像科）

王锡明　（山东第一医科大学附属省立医院医学影像科）

温志波　（南方医科大学珠江医院影像诊断科）

吴飞云　（江苏省人民医院放射科）

夏黎明　（华中科技大学同济医学院附属同济医院放射科）

鲜军舫　（首都医科大学附属北京同仁医院放射科）

肖喜刚　（哈尔滨医科大学附属第一医院放射科）

谢传淼 （中山大学附属肿瘤医院影像科）

徐　凯 （徐州医科大学附属医院医学影像科）

徐海波 （武汉大学中南医院影像科）

徐仁根 （江西省肿瘤医院放射科）

徐文坚 （青岛大学附属医院放射科）

许建荣 （上海交通大学医学院附属仁济医院放射科）

许茂盛 （浙江中医药大学附属第一医院医学影像科）

严福华 （上海交通大学医学院附属瑞金医院放射科）

杨　健 （西安交通大学第一附属医院医学影像科）

杨本强 （中国人民解放军北部战区总医院放射诊断科）

杨春燕 （石河子市人民医院医学影像科）

杨军乐 （西安市第三医院放射科）

杨正汉 （首都医科大学附属北京友谊医院放射科）

叶兆祥 （天津医科大学肿瘤医院放射科）

银　武 （西藏自治区人民医院影像科）

余永强 （安徽医科大学第一附属医院医学影像中心）

袁慧书 （北京大学第三医院放射科）

曾蒙苏 （复旦大学附属中山医院放射科）

曾献军 （南昌大学第一附属医院影像科）

曾自三 （广西医科大学第一附属医院放射科）

查云飞 （武汉大学人民医院放射科）

郑传胜　（华中科技大学同济医学院附属协和医院放射科）

郑建军　（中国科学院大学宁波华美医院放射科）

郑敏文　（空军军医大学第一附属医院放射诊断科）

郑卓肇　（清华大学附属北京清华长庚医院放射科）

周俊林　（兰州大学第二医院放射影像科）

周智鹏　（桂林医学院附属医院放射科）

邹建勋　（丽水市人民医院放射科）

主编简介

卢光明

中国人民解放军东部战区
总医院主任医师、教授、博士生
导师。任中华医学会放射学分
会副主任委员、原国际医学磁共
振学会中国分会主席、中国医
师协会放射医师分会常务委员
及神经影像专业委员会主任委
员、白求恩公益基金会影像诊断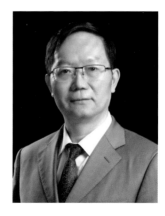
专业委员会主任委员、江苏省医师协会放射医师分会会长、
《中华放射学杂志》副总编辑等。

从事医学影像学医教研工作 37 余年,积累了丰富的临
床经验,擅长 CT 和 MRI 的影像诊断。主要研究方向:心脑
血管影像、神经影像、肿瘤影像。现任南京大学医学院临床

综合教研室主任,中国人民解放军东部战区总医院医学影像中心主任,国家973计划首席科学家,国家重点研发计划"变革性技术关键科学问题"重点专项总体专家组成员。以第一或通信(含共同)作者发表SCI论文215篇,总影响因子(IF)973.2,IF>10者11篇,高被引论文4篇,他引100次以上3篇。主编专著10部。作为第一完成人获国家科学技术进步奖二等奖1项,省部级科学技术奖一等奖5项、二等奖2项;作为第二完成人获省部级(军队)科学技术奖一、二等奖3项。获何梁何利基金奖、中国医师奖、全国优秀科技工作者、军队杰出专业技术人才奖、中华医学会放射学分会杰出学术科研奖、江苏省杰出人才、江苏省"百名医德之星"、南京市"十大科技之星"等荣誉。培养的学生一人获得国家杰出青年科学基金项目、2人获得优秀青年科学基金项目、1人被聘为教育部长江学者特聘教授、2人被聘为青年长江学者。

金征宇

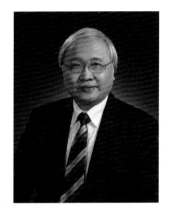

中国医学科学院北京协和医院主任医师、教授。现任北京协和医院博士生导师,博士后指导教师,国家级继续医学教育基地/北京协和医院影像技术与影像诊断培训中心主任,中国医学科学院医学影像研究中心主任。中国医师协会放射医师分会会长,《中华放射学杂志》总编辑,中国医学装备协会副理事长,北京医师协会第五届理事会常务理事,全国高等学校教材[供8年制及7年制("5+3")一体化]临床医学等专业用《医学影像学》第3版主编,中华医学会放射学分会前任主任委员,国家药典委员会委员,北美放射学会荣誉会员、日本放射学会荣誉会员、欧洲放射学会荣誉会员、法国放射学会荣誉会员、德国放射学会荣誉会员等。

从事影像诊断和介入工作40年,主要研究方向:心血管及肿瘤影像诊断、介入治疗、分子影像、人工智能。作为课题负责人承担国家科技创新2030"新一代人工智能"、国家自然科学基金重大研究计划、国家科技支撑计划、国家卫生健康委员会公益性行业科研专项、北京市科技计划项目等省部级以上课题 20 余项，国内外发表论文 500 余篇，主编专业著作 20 余部。先后获国家科学技术进步奖二等奖 3 项，卫生部科学技术进步奖一等奖 2 项，中华医学科技奖一等奖 2 项、三等奖 4 项，华夏医学科技奖二等奖 1 项、三等奖 3 项，北京市科学技术进步奖一等奖 1 项、三等奖 1 项，第十八届吴阶平 - 保罗·杨森医学药学奖。荣获全国教材建设先进个人奖，作为总主编的《中华影像医学丛书·中华临床影像库（12 卷）》荣获第五届中国出版政府奖图书奖。

前　言

　　冠心病是严重威胁我国居民健康的常见疾病。精准诊断对冠心病的诊疗起着重要作用。近些年,影像学技术的快速进展为冠心病的精准解剖和功能评估提供了更好的技术手段和更高质量的循证证据;尤其是 CT 软硬件技术的突破,推动了心血管无创影像学技术的快速进展,实现了对冠心病的精细解剖诊断、多功能和智能评估,在冠心病"防、筛、诊、治、康"的全链条管理中起着非常重要的作用。为了进一步普及推广 CT 在冠心病管理中的合理规范应用,特别是在现有中国医疗体系框架下更好地发挥 CT 在冠心病管理中的作用,中国医师协会放射医师分会组织国内相关领域专家编写了《冠心病 CT 检查和诊断中国专家共识》手册版,以提供详细的 CT 检查和诊断规范,指导我国各级医院实际使用。希望本专家共识手册版的发布能推动我国各层级医院更加规范和高质量地应用冠状动脉 CT 技术,更好地服务于我国冠心病的诊疗实践,为"健康中国2030"贡献力量。

卢光明　金征宇

2024 年 1 月

目　录

冠状动脉疾病发生率高、死亡率高,是严重威胁我国居民健康的常见病、多发病。《中国心血管健康与疾病报告2022》显示,我国冠心病(coronary artery heart disease,CHD)患者约为1100万人[1]。早期诊断和预防对于降低冠心病的死亡率非常关键。影像学在冠心病的预防及诊疗中起着重要作用,尤其是以CT为代表的无创影像学技术的兴起为冠心病的"防、筛、诊、治、康"全链条管理提供了非常重要的工具。

　　为了进一步普及推广CT在冠心病管理中的合理规范应用,特别是在现有中国医疗体系框架下更好地发挥CT在冠心病管理中的作用,中国医师协会放射医师分会组织了国内相关领域专家编写了本共识,其简写版本发表在《中华放射学杂志》。为了增强本共识在我国包括基层医院在内的各级医院的现实可操作性,专家组一致认为需要更为详细和规范的操作手册以指导实际使用。基于此,本共识专家组推出了《冠心病CT检查和诊断中国专家共识》手册版。本手册遵循了专家共识的基本框架,对部分条目中的具体内容做了扩展,例如对心肌CT灌注成像(CT perfusion,CTP)和胸痛三联征的应用做了适当的补充,丰富了共识的内容。希望本专家共识手册版的发布更有助于推动我国各层级医院规范和高质量地应用冠状动脉CT技术,更好地服务于我国冠心病的诊疗实践。

第一章

冠心病 CT 检查的适应证和禁忌证

一、冠心病 CT 检查的适应证

（一）基于常规胸部 CT 平扫的冠状动脉钙化评估适应证[2]

冠状动脉钙化（coronary artery calcium，CAC）评估适用于所有肺癌筛查患者和 40 岁以上未确定冠心病的患者。

（二）心电门控冠状动脉钙化积分 CT 检查适应证[3,4]

（1）10 年动脉粥样硬化性心血管病发病风险为 5%～20% 患者组中，无临床动脉粥样硬化性心血管病的 40 ～ 75 岁无症状患者。

（2）10 年动脉粥样硬化性心血管病发病风险 <5% 的部分患者（如有早发性冠状动脉疾病家族史）行心电门控冠状动脉钙化积分（coronary artery calcium score，CaS）CT 检查可能受益。

（三）冠状动脉 CT 血管成像适应证[5-7]

（1）无症状的高危风险人群（尤其是可能存在非钙化斑块的患者）行冠状动脉 CT 血管成像（coronary artery computed tomography angiography，CCTA）进行冠心病筛查可能受益；高危风险人群包括糖尿病、获得性免疫缺陷综合征、吸烟、早发心血管病家族史、炎症性疾病（例如系统性红斑狼疮、类风湿性关节炎或银屑病）、家族性高胆固醇血症及肝脂肪变性患者等[8-10]。

（2）出现稳定的典型/非典型胸痛或心绞痛类似症状（如劳力性呼吸困难、呼吸短促、下颌疼痛等）的患者。

（3）当心电图和/或心肌酶谱正常或不确定时，推荐中等冠心病可能性[验前概率（pre-test probability，PTP）为 15% ~ 85%]的急性胸痛患者行 CCTA 检查排除动脉粥样硬化斑块和阻塞性冠心病。

（4）临床疑诊冠心病，不愿或不宜行冠状动脉造影（coronary angiography，ICA）检查者，可行 CCTA 筛查。

（5）对于已知冠心病或存在冠状动脉粥样硬化斑块患者进行临床干预后，可行 CCTA 检查随访观察斑块形成、进展和消退情况。

（6）术前评估：经皮冠状动脉介入治疗（percutaneous coronary intervention，PCI）或冠状动脉旁路移植术前行 CCTA 检查有助于选择合适的血运重建方案；非冠状动脉心脏手术前行 CCTA 筛查冠心病,有助于降低围手术期心血管事件的发生。

（7）冠状动脉支架（直径≥3 mm）置入术、冠状动脉旁路移植术及心脏移植术后随访。

（8）明确是否存在冠状动脉先天变异（包括起源、走行、终止异常等）或者获得性冠状动脉异常（如川崎病、白塞综合征等）。

（9）对于不宜行心脏 MR 检查者,可行 CCTA 检查获取心室形态和功能学指标,并可进行延迟强化明确冠心病的程度与范围,监测心肌梗死及心室重塑情况。

（四）胸痛三联征 CT 血管成像适应证

伴有低至中度急性冠脉综合征（acute coronary syndrome, ACS）风险的急性胸痛患者在临床症状不典型、心电图未见缺血性改变、心肌酶谱未见明显异常时,临床考虑急性胸痛三联征:ACS、主动脉夹层（ dissection of aorta）和肺动脉栓塞（pulmonary embolism）。

（五）心肌 CT 灌注成像适应证[11,12]

（1）CCTA 检查未发现阻塞性冠心病（狭窄程度＜50%）,但临床仍怀疑存在心肌缺血者,可考虑在 CCTA 检查后进一步行 CTP 检查。

（2）CCTA 检查发现功能意义不明确的阻塞性狭窄（狭

窄程度50%～90%）者,如无CTP禁忌证,可考虑在CCTA检查后进一步行CTP检查。

（3）CCTA图像诊断冠状动脉管腔狭窄有困难者（如严重钙化、图像质量差难以评估冠状动脉管腔）,可以考虑进一步行CTP检查。

（4）冠状动脉支架置入术、冠状动脉旁路移植术及心脏移植术后评估心肌灌注情况。

（5）冠状动脉慢性完全闭塞病变,评价心肌缺血或梗死情况。

二、冠心病CT检查的禁忌证和限度

冠心病CT检查有电离辐射和/或碘对比剂肾损伤潜在风险,使用时应注意掌握禁忌证和限度。

（一）CCTA检查禁忌证

（1）严重的碘对比剂过敏史。

（2）甲状腺功能亢进未治愈者或进展中患者,临床如需行CCTA检查,需经内分泌科医师评估后决定。

（3）估算的肾小球滤过率$< 30 \ \mathrm{ml \cdot min^{-1} \cdot 1.73 \ m^{-2}}$的肾功能不全者。

（4）临床生命体征不稳定（如急性心肌梗死、严重心功能不全或失代偿性心衰、严重的低血压等）、无法平卧者。

（5）怀孕、怀疑受孕以及备孕者。

（6）不能配合扫描和／或屏气指令者。

（二）CCTA 检查限度

（1）存在电离辐射和碘对比剂的潜在肾损伤和过敏风险。

（2）患者伴有心率过快或部分心律失常、不能屏气或屏气不佳影响图像质量，导致部分血管不能评估。

（3）严重钙化病变或高密度的钙化病变可能会产生晕状伪影（blooming artifact），导致对管腔狭窄程度的高估。

（4）空间分辨力不足，目前 CT 对于评价直径<1.5 mm 的血管及直径<3 mm 的支架有一定限度。

（5）严重肥胖者（体重指数>40 kg/m^2）X 线透射效率降低，图像噪声增加，图像质量下降。

（6）高原地区低压、低氧环境导致高心率及心律失常高发，影响图像质量。

（三）胸痛三联征 CTA 禁忌证

参考 CCTA 检查禁忌证。

（四）CTP 检查禁忌证

主要包括 CCTA 检查禁忌证及使用负荷药物禁忌证。CCTA 检查禁忌证见"（一）CCTA 检查禁忌证"，CTP 负荷药物使用绝对禁忌证及相对禁忌证见表 1-1 [11,12]。

表 1-1 CTP 负荷药物使用绝对禁忌证及相对禁忌证

绝对禁忌证		相对禁忌证
高危的不稳定型心绞痛	活动性咳嗽变异型哮喘	已知左主干狭窄＞50%
失代偿或控制不佳的充血性心力衰竭	急性心肌炎或心包炎	梗阻性肥厚型心肌病或其他形式的流出道梗阻
未控制的高血压（血压＞200/110 mmHg）	急性主动脉夹层	电解质紊乱
低血压（收缩压＜90 mmHg）	重度肺动脉高压	严重的快速性心律失常或缓慢性心律失常
已知的对比剂过敏（除非预先治疗）	急性心肌梗死	近期卒中、癫痫发作
负荷药物过敏	任何原因的急性疾病	心率＞100 次 /min 且 β 受体阻滞剂控制不佳
未控制的心律失常	严重肾功能不全（估算的肾小球滤过率＜30 ml·min^{-1}·1.73 m^{-2}）	中度肾功能不全（估算的肾小球滤过率为 30～60 ml·min^{-1}·1.73 m^{-2}）
严重的症状性主动脉或主动脉瓣狭窄	高度房室传导阻滞或窦房结疾病患者	严重肥胖（体质量指数＞40 kg/m^2）

冠心病 CT 检查和诊断中国专家共识

续表

绝对禁忌证		相对禁忌证
支气管狭窄或痉挛的肺疾病患者	无法配合屏气指令	
急性肺栓塞	检查前24 h 内服用过含咖啡因、茶碱的食物、药物	

8

第二章

冠心病 CT 检查技术

一、常规胸部 CT 检查

常规胸部 CT 检查可以显示并定量评估冠状动脉钙化,利用人工智能技术尤为准确[13]。为了区分 CAC 定性和定量测量,本共识采用 CAC 描述定性测量,采用 CaS 描述定量测量。行常规胸部 CT 检查时,推荐对患者进行严格的屏气呼吸训练,以尽可能地减少运动伪影、提高图像质量和计算的准确性。患者需去掉外衣和扫描范围内的金属物品,采用仰卧位,头先进体位,双手上举,置于头侧,肘部尽量伸直;扫描范围包括胸廓入口到膈肌。推荐扫描参数:管电压 120 kVp,自动管电流调制技术,螺距 1.2 ~ 1.75,扫描视野(field of view,FOV)340 mm × 340 mm ~ 360 mm × 360 mm,采集矩阵 512 × 512。

二、心电门控冠状动脉钙化积分检查

前瞻性心电门控 CT 平扫获得的冠状动脉钙化积分是冠状动脉钙化定量评估的标准扫描技术,推荐在 CCTA 检查前常规进行。冠状动脉支架置入术和冠状动脉旁路移植术后患者不推荐常规行冠状动脉钙化扫描。扫描范围:上界自气管隆嵴下 1～2 cm 水平,下界达心脏膈面,左右各达心缘两侧 1～2 cm。扫描参数的设置与钙化积分的计算结果有关,为保证钙化积分结果的可靠性,推荐使用各厂家推荐的默认参数设置进行钙化积分扫描,包括管电压、扫描层厚等参数。推荐管电压:120 kVp,管电流 300～450 mA,层厚 2.5～3 mm,层间距 2.5～3 mm,视野 250 mm×250 mm,采集矩阵 512×512。图 2-1 列出了胸痛三联征的 CTA、CCTA 和 CTP 扫描模式。

三、冠心病 CT 检查

1. 检查前准备

（1）检查前患者准备及宣教

1）对于非急诊患者,推荐采用预约检查方式。急诊患者的检查可实施"绿色通道",但要求急诊科医师和患者家属在 CT 检查全过程中陪同,并对患者的监护和安全提供保证。

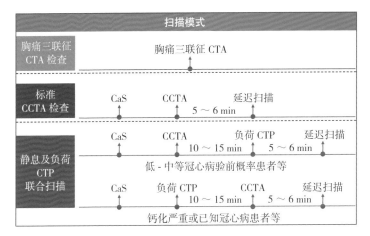

图 2-1　冠心病 CT 检查扫描模式图

注:CTA,CT 血管成像;CaS,冠状动脉钙化积分;CCTA,冠状动脉 CT 血管成像;CTP,CT 灌注成像。

2)冠心病 CT 检查前应明确检查的适应证及患者有无检查相关禁忌证,并由医师或专业护士向患者讲解检查目的、过程及可能发生的风险。

3)CCTA 检查前 12 h 需告知患者避免服用可提高心率的药品、食品及饮料(如西地那非、咖啡、茶、能量饮料等)。

4)CTP 检查前需停用相关食物、药物(检查前 36 h 停用甲基黄嘌呤类药物;检查前 24 h 停用含咖啡因、茶碱的食物及药物;检查前至少 6 h 停用长效硝酸盐类药物,至少 2 h 停用短效硝酸盐类药物;检查前 48 h 停用 β 受体阻滞剂,24 h 停用钙通道阻滞剂)。

(2)知情同意书签署:充分告知患者冠心病 CT 检查的

潜在风险,并要求患者及其监护人必须签署知情同意书(附录 1)。行 CTP 检查者需额外签署负荷药物检查相关知情同意书。

(3)静脉通路建立:建议有条件的单位,在患者上检查床前预先建立静脉通路,以节省 CT 检查时间。常选用 18G 或 20 G 的静脉套管针(儿童可选择 22 G 静脉套管针),由具备资质的护士根据患者血管的具体情况完成静脉套管针留置。CCTA 及胸痛三联征 CT 检查静脉留置针位置首选右肘前静脉(正中静脉、头静脉及贵要静脉),其次选择左肘前静脉。这是因为于左肘前静脉注射时,对比剂在通过左头臂静脉时流速可能会降低并产生线束硬化伪影,从而影响图像质量。行 CTP 检查者需在双侧肘前静脉同时预埋静脉留置针。穿刺成功后需先抽回血,确定套管针在血管腔内,并用生理盐水进行预冲洗。对比剂注射结束后用适量的生理盐水冲洗血管,防止对比剂渗入皮下组织。

(4)心率及心律管理:CCTA 检查需根据 CT 设备条件做好心率和心律管理工作,对于 64 排 CT,要求将心率控制在 70 次 /min 以下;对于后 64 排 CT,心率要求低于 90 次 /min;某些高端 CT 可在 1 个心跳周期内完成图像的数据采集,无需控制患者心率。高心率患者可选择服用降心率药(如 β 受体阻滞剂或伊伐布雷定)以控制心率到合适水平(<70 次 /min)。医生在给药前需询问患者有无 β 受体阻滞剂及伊伐布雷定的使用禁忌证,并参考具体

药物说明书。美托洛尔使用绝对禁忌证及相对禁忌证见表 2-1[14]。伊伐布雷定禁忌证主要包括[15]:①对伊伐布雷定和相关衍生物或任何赋形剂过敏者;②禁止与 CYP3A4 强抑制剂(酮康唑等)及 CYP3A4 中效抑制剂(维拉帕米、口服红霉素、地尔硫䓬等)合用;③孕妇、哺乳期妇女及未采取适当避孕措施的育龄妇女禁用;④心源性休克、急性心肌梗死(血流动力学不稳定期)、不稳定型心绞痛(血流动力学不稳定期)、急性心力衰竭失代偿期、重度低血压(<90/50 mmHg)、重度肝功能不全、病态窦房结综合征、窦房传导阻滞及Ⅲ度房室传导阻滞者;⑤治疗前静息心率<70 次 /min 者、依赖起搏器起搏者(心率完全由起搏器控制);⑥患有罕见的遗传性半乳糖不耐受症、原发性肠乳糖酶缺乏或葡萄糖 - 乳糖吸收不良者;⑦中度肝功能不全、肾功能不全且肌酐清除率<15 ml/min、Ⅱ度房室传导阻滞者慎用。

指南推荐患者可在扫描前 12 h 给予 50 mg 美托洛尔口服,在成像前 1 h 再口服 50 ～ 100 mg 美托洛尔[16]。对于肝功能不全的患者,可使用阿替洛尔(肾功能不全者慎用)。若图像采集前患者仍未达到目标心率,可考虑给予 β 受体阻滞剂静脉注射[17]。此外,对患有 β 受体阻滞剂禁忌证的患者(如哮喘),可考虑静脉注射伊伐布雷定(10 ～ 15 mg)以快速、安全地达到目标心率[18]。对于偶发期前收缩的患者,建议服用 β 受体阻滞剂将心率控制至低于 70 次 /min 后进行扫描,如扫描过程中出现由于期前收缩所致的图像错层伪影,可通过心电编辑技术进行调整。伴有频发期前收缩或心房颤动的患者并非检查绝对禁忌证,应视心率和心律不齐情况而定,但可能存在扫描失败,或者部分图像难以评估,在进行检查前需告知患者"获益和风险",并征得患者签字同意。

胸痛三联征 CTA 检查前心率及心律管理可参考 CCTA 检查前准备,但需额外注意下列几点[19]:①检查前不推荐常规使用 β 受体阻滞剂降低心率;②为保证检查效率,对于高心率或心律不齐的危重症患者,不对心率作严格控制。建议采用回顾性心电门控模式进行图像采集,可通过心电编辑技术进行图像重建。

表 2-1 美托洛尔使用绝对禁忌证及相对禁忌证

绝对禁忌证		相对禁忌证
心源性休克患者	Ⅱ、Ⅲ 度房室传导阻滞	轻至中度外周血管疾病患者
心率<45 次/min、P-Q 间期>0.24s 或收缩压<100 mmHg 的可疑急性心肌梗死患者	收缩压<110 mmHg 的室上性快速型心律失常患者不宜采用静脉给药	合用洋地黄、钙通道阻滞剂、胺碘酮及 Ⅰ 类抗心律失常药等
病态窦房结综合征(无永久性起搏器保护)		严重肾功能损害伴代谢性酸中毒的严重急症患者

续表

绝对禁忌证		相对禁忌证
不稳定、失代偿性心力衰竭患者(肺水肿、低灌注或低血压)	伴有坏疽危险的严重外周血管疾病患者	心功能不全、变异型心绞痛
持续或间歇地接受β受体激动剂正性变力治疗的患者	对β受体阻滞剂和相关衍生物或任何赋形剂过敏者	支气管哮喘或慢性阻塞性肺疾病
对洋地黄无效的心衰患者	有症状的心动过缓（<60 次 /min）或低血压患者	肝功能不全患者、妊娠及哺乳期妇女及运动员慎用
		1 型糖尿病、低血糖患者
		未经治疗的嗜铬细胞瘤患者

（5）患者体位及心电门控电极连接:患者需去掉厚重的外衣和扫描范围内的金属物品,采用仰卧位,双手上举,置于头侧,肘部尽量伸直。胸痛三联征行 CTA 检查推荐头先进体位,但对于不能配合屏气或屏气时间较短的受检者,可采用足先进体位,以减少冠状动脉运动伪影。操作者应根据实际情况调整床面高度和患者身体位置使心脏位于扫描机架的几何中心,并避免患者与机架接触。高压注射器和

连接管应从头侧接近患者,避免穿过机架。

按照标准方法连接心电门控电极。心电电极放置可采用:

1)美国标准:

白色电极:右侧锁骨中线、锁骨下。

黑色电极:左侧锁骨中线、锁骨下。

红色电极:左侧锁骨中线、第六或第七肋间。

绿色电极:右侧锁骨中线、第六或第七肋间。

2)欧洲标准:

红色电极:右侧锁骨中线、锁骨下。

黄色电极:左侧锁骨中线、锁骨下。

黑色电极:右侧锁骨中线、第六或第七肋间;绿色电极:左侧锁骨中线、第六或第七肋间。

心电信号识别标准:检测仪能准确识别出 R 波,且规律、无杂波干扰。当心电信号识别欠佳时可尝试调整电极位置、改善电极片与皮肤贴合程度(如清洁皮肤及剃除毛发)、更换电极等。此外,尽量将电极及引线置于扫描范围外,避免不必要的伪影产生。

图 2-2 展示了心电电极的放置位置。

(6)屏气训练:尽量减少呼吸运动是保证图像采集质量的重要环节,因此需要对患者进行实际的呼吸屏气训练,而不是简单告知。检查前应告知患者检查中需要屏气的时间和次数,与患者沟通交流要确保有效,缓解患者紧张不安情

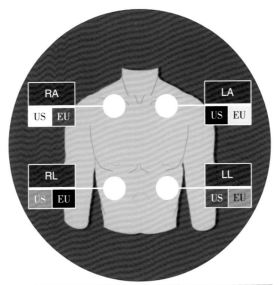

电极	说明
RA(右上)	美国(US,白色);欧洲(EU,红色)
LA(左上)	美国(US,黑色);欧洲(EU,黄色)
RL(右下)	美国(US,绿色);欧洲(EU,黑色)
LL(左下)	美国(US,红色);欧洲(EU,绿色)

图 2-2　心电电极放置位置

绪。患者应在平静吸气末进行屏气,吸气幅度是最大吸气能力的 50%～75%,并每次保持一致。训练时可打开 CT 定位线,注意观察腹壁运动情况以判断患者屏气情况。建议至少训练三次,屏气欠佳的患者可加用腹带。行 CCTA 及胸痛三联征 CTA 检查时应观察并记录患者屏气后的心率情况,在屏气过程中,患者的心率会下降,注意观察心率变化幅度。CCTA 及胸痛三联征 CTA 检查屏气时间为 5 ～ 15 s。负荷 CTP 检查患者屏气时间较长,约 30 s,如屏气不佳者,可在 20 s 后行浅慢呼吸。

（7）硝酸甘油:推荐行常规 CCTA 扫描前 3 ～ 5 min 舌下含服硝酸甘油片剂 0.5 mg 或于扫描前 1 min 舌下喷服硝酸甘油 1 ～ 2 喷(0.5 mg)以扩张冠状动脉[20]。行胸痛三联征 CTA 检查时,不常规推荐使用硝酸甘油。CTP 负荷药物注射需在硝酸甘油使用 10 ～ 20 min 后进行,以避免同时使用硝酸甘油和 CTP 负荷药物导致患者出现低血压。患者服用硝酸甘油后如出现暂时性头痛,可进行留观,一般可自行缓解。

硝酸甘油使用前需明确患者有无如下禁忌证:①严重低血压[服药前收缩压＜90 mmHg(1 mmHg=0.133 kPa),或较基础血压降低 30 mmHg];②急性循环衰竭、心肌梗死早期(有严重低血压及心动过速时)、急性心肌梗死伴低充盈压、梗阻性肥厚型心肌病、缩窄性心包炎、心包压塞;③严重贫血;④青光眼;⑤颅内压增高(如脑出血或脑外伤患者);⑥已知对硝酸甘油过敏的患者;⑦患者 48 h 内服用过磷酸二酯酶抑制剂(如西地那非、伐地那非或他达拉非);⑧严重肝肾功能损伤者。

（8）辐射防护:应做好 CT 检查的防护工作。行 CT 扫描前由护士为患者佩戴铅围脖和铅围裙,做好甲状腺、性腺等辐射敏感器官的防护工作,非检查区域亦应用铅围裙遮蔽防护。非必要情况下,禁止家属陪同。若病情需要,家属须穿戴好防辐射铅衣。

检查前操作者应充分评估患者状态，并做好患者呼吸训练及心率、心律管理，并根据 CT 机型、患者身高、体重、心率、心律及适应证选择合适的扫描方案。在保证图像质量情况下，尽可能使用前瞻性心电门控、大螺距扫描、低管电压联合迭代重建、ECG 管电流调制等技术最大程度降低患者接受的辐射剂量。

2. CCTA 及胸痛三联征 CTA 扫描技术

（1）定位像及扫描范围

1）CCTA：屏气下，自胸廓入口至心脏膈面行定位像扫描。扫描范围：上界自气管隆嵴下 1～2 cm 水平，下界达心脏膈面（注意部分患者膈面抬高，CT 采集范围需低于膈肌），左右各大于心缘两侧 1～2 cm。对于冠状动脉旁路移植术后患者，上界自胸廓入口开始，以显示桥血管全程。

2）胸痛三联征 CTA：行正、侧位双定位像；扫描范围必须包括整个胸主动脉以及心脏；起始于锁骨头的下缘、主动脉弓上方 1 cm 处至心底部结束。

（2）测试扫描延迟时间：目前有两种方法帮助确定增强扫描延迟时间。

1）对比剂团注测试法（test-bolus）：可以先推注小剂量对比剂（10～20 ml），再推注约 50 ml 生理盐水，两者注射速率需与正式扫描预设的注射速率相同。在升主动脉水平以 1～2 s 的间隔获取连续的单层图像，在升主动脉管腔内设置兴趣区（region of interest，ROI），基于时间 - 密度曲线来测定到达峰值增强所需的时间。峰值时间加 4 ～ 6 s 的经验值即为扫描延迟时间。对于左心室显著增大和较为严重的左心功能不全（射血分数降低＜40%）患者使用该方法可能更加准确。

2）对比剂团注示踪法（bolus-tracking）：在右肺动脉干走行层面的升主动脉或降主动脉管腔内设置 ROI，并设定 CT 阈值（推荐 100 ～ 150 HU）。当开始注射对比剂后，CT 设备延迟 8 ～ 12 s 后开始定时检测 ROI 内的 CT 值，到达该设定阈值时则启动扫描。对比剂团注示踪法避免了二次注射对比剂，且在辐射剂量和耗时方面优于对比剂团注测试法，故常规情况下行 CCTA 及胸痛三联征 CTA 检查均推荐使用该方法。

3）经验延迟法：不推荐使用。

（3）对比剂的使用

1）对比剂的选择：推荐选择非离子型次高渗或等渗对比剂，通过高压注射器注射高浓度碘对比剂（350 mgI/ml、370 mgI/ml、400 mgI/ml）。

2）检查前可对碘对比剂进行预热（37℃）以降低黏稠度，从而允许在较低的注射压力下提高注射速率。

3）碘流率选择：碘流率（iodine flow rate，IDR）为单位时间内注射的对比剂中碘的含量（mgI/s），即碘对比剂浓度（mgI/ml）× 对比剂注射速率（ml/s）。理想的冠状动脉强化 CT 值为 300 ～ 450 HU,低于 300 HU 的强化程度观察欠满意,高于 450 HU 的强化程度不利于管壁钙化的观察。行胸痛三联征 CTA 扫描时,为保证图像质量,增强目标为冠状动脉 CT 值 300 ～ 450 HU,肺动脉 CT 值＞200 HU,主动脉 CT 值＞250 HU。由于动脉血管的强化程度取决于 IDR,因此应根据受检者的静脉条件和体重选择不同的碘流率。静脉条件较差的患者,可选用高浓度对比剂,以较低的流速注射;静脉条件良好的患者,则选用较低浓度的对比剂,以高流速注射,两者达到的血管强化效果相一致。推荐个体化注射方案,推荐方案见表 2-2。使用迭代重建技术可允许 CCTA 在低管电压条件下进行扫描,从而降低对比剂流速,碘流率可以下降 30% 左右。

表 2-2 根据不同体重患者推荐的不同浓度对比剂的注射流率（ml/s）

体重 / kg	对比剂浓度 /（mgI/ml）		
	350	370	400
＞80	6.3	5.9	5.5
70 ～ 80	5.7	5.4	5.0
60 ～ 70	5.1	4.8	4.5
50 ～ 60	4.6	4.3	4.0
＜50	4.0	3.8	3.5

注:本表中数值为使用 120 kVp 管电压情况下推荐的注射流速（ml/s）,如使用迭代重建和低一级别的管电压（例如 100 kVp）,注射流速及对比剂用量可降低 30%。

4)注射期相技术的选择：①双期相注射技术（Ⅰ期,注射对比剂；Ⅱ期,注射生理盐水 20 ～ 30 ml),该技术右心系统对比剂充盈少,有利于右侧冠状动脉的显示；②三期相注射技术（Ⅰ期,注射对比剂；Ⅱ期,注射对比剂 + 生理盐水共 30 ml,比例为 30%、70%；Ⅲ期,注射生理盐水 20 ～ 30 ml),三期相注射技术有助于观察右心室结构及肺动静脉。行胸痛三联征 CTA 扫描时,为了保证肺动脉强化效果,需延长对比剂注射时间。推荐胸痛三联征 CTA 扫描使用三期相注射方案,总注射时长为 10 ～ 14 s。操作者应准确把握设备性能包括扫描条件及曝光时间,考虑患者体重、身高、心输出量、血容量等个体因素,以尽可能减少患者对比剂用量。

5)延迟扫描：当考虑存在心肌梗死或损伤时,CCTA 检查完成后可根据需要延迟 5 min 观察心肌延迟强化[21]；对存在左心房血栓形成高危因素（如心房颤动、风湿性二尖瓣疾病等）的患者,可延迟 6 min 观察左心房情况,区分血栓和血流瘀滞[22]。

（4）图像采集方案：根据应用心电门控方式的不同,冠状动脉 CT 扫描模式主要分为前瞻性和回顾性心电门控扫描。

1)心率≤65 次 /min 且心律齐整的患者,推荐前瞻性大螺距螺旋扫描模式进行图像采集,辐射剂量更低,心电脉冲的窗宽设置在 70% R-R 间期。

2）心率＞65次/min且心律齐整的患者,推荐前瞻性心电门控轴扫模式进行图像采集,心电脉冲的窗宽设置在30%～70% R-R间期。

3）心律不齐及高心率(＞90次/min)患者,推荐采用前瞻性心电门控采集方式,心电脉冲的窗宽设置在30%～45% R-R间期。回顾性心电门控螺旋采集模式并不能提高检查成功率,且辐射剂量过高,应尽量少用(除非有评估心功能等其他适应证)。建议高心率患者控制心率后再行CCTA检查。

4）此外,对于呼吸屏气训练中心率降低超过10次/min的患者,若采用回顾性心电门控扫描,操作者需要手动选择合适的螺距,且管电流调制模式控制全剂量曝光时间窗在40%～75%的R-R间期。

5）与标准CCTA扫描相比,胸痛三联征CTA因扫描范围增大,导致辐射剂量明显增加。因此,除高心率(＞90次/min)和心律不齐受检者可采用回顾性心电门控模式采集数据外,其余患者均推荐使用前瞻性心电门控模式。相关推荐策略见表2-3。患者体重≤90 kg时,管电压一般控制在100～120 kVp;如设备具备迭代重建功能,推荐使用100 kVp管电压。患者体重≤60 kg时,推荐具备相应条件的CT设备选用70 kVp或80 kVp管电压进行扫描。

表 2-3　不同冠状动脉 CT 血管成像扫描模式选择

患者体重	体重≤60 kg	管电压：70 kVp、80 kVp（推荐）或 100 kVp
	60 kg<体重≤90 kg	管电压：100 kVp（推荐）或 120 kVp
	体重≥90 kg	管电压：120 kVp（推荐）或 140 kVp
患者心律/率	心律齐	心率≤65 次/min：前瞻性大螺距螺旋扫描模式
		心率>65 次/min：前瞻性心电门控轴扫模式
	心律不齐	前瞻性心电门控轴扫模式（推荐）或回顾性心电门控螺旋扫描模式

3. CT 灌注成像扫描　评估心肌缺血及其程度是冠心病患者治疗的重要环节，也是决定是否需要进一步血运重建的关键。心肌 CTP 可无创检测心肌缺血，获得心肌血流灌注的功能学信息。根据扫描模式不同，CTP 可分为单次采集静态 CTP、动态负荷 CTP 和双能量 CTP。推荐临床使用动态负荷 CTP，因此本共识主要介绍动态负荷 CTP 检查。以下内容主要参考 2020 年国际心血管 CT 协会发布的 CTP 专家共识及 2022 年中华医学会放射学分会心胸学组等联合发布的《动态 CT 心肌灌注成像技术操作与图像分析中国专家共识》[11,12]，其中涉及 CCTA 检查部分的内容不再赘述。

（1）心电监护：在开始检查之前，需要仔细询问患者病史,对患者进行体格检查,复查 12 导联心电图。在药物负荷期间,需要连续监测受试者的心率,间歇监测受试者血压。负荷 CTP 检查完成后,应再次行 12 导联心电图检查,以便与基线比较,提示负荷后是否存在心肌缺血或损伤。

(2)心肌 CTP 负荷药物的使用及相关准备:目前负荷 CTP 成像通常采用药物负荷方式,常用的药物是非内皮依赖性血管扩张药物,如腺苷、双嘧达莫和瑞加诺生。腺苷半衰期短(0.6 ~ 10 s),停止注射后可迅速从循环中清除,消除不良反应。双嘧达莫血浆半衰期为 2 ~ 3 h,能抑制血管内皮细胞和红细胞对腺苷的再摄取,并抑制血液中的腺苷脱氢酶及内皮细胞内的磷酸二酯酶对腺苷的酶解,使其积聚而扩张血管。腺苷及双嘧达莫为非选择性腺苷受体激动剂,除激动 A2a 受体结合引起血管扩张外,还可激活腺苷受体的其他 3 种亚型(A1、A2b 和 A3),并引起一定副作用。如激活 A1 受体引起心脏传导阻滞,激活 A2b 和 A3 受体引起肥大细胞脱颗粒及支气管收缩。瑞加诺生为选择性 A2a 受体激动剂,安全性较好,较少引起房室传导阻滞和支气管收缩,可用于轻中度慢性阻塞性肺疾病和支气管哮喘患者。瑞加诺生的缺点是较为昂贵,半衰期较腺苷长(2 ~ 3 min)。负荷 CTP 成像中负荷药物的输注需遵循基本原则:①恰当的输注速度:腺苷或 ATP 的注射速度为 $140 \sim 180 \ \mu g \cdot kg^{-1} \cdot min^{-1}$;②负荷时间:负荷药物匀速注射 3 min 后进行 CTP 图像采集,图像采集过程中要继续维持负荷药物注射直至图像采集完成。

药物负荷心肌 CTP 成像检查,需要配备经碘对比剂注射和药物负荷相关紧急情况处理培训的医护团队。检查室应配备心肺复苏设备及相关急救药物,如除颤器、氨茶碱、支气管扩张剂、β 受体阻滞剂、舌下含服硝酸甘油、肾上腺素和苯海拉明等。患者在负荷 CTP 成像过程中可能会出现心悸、胸闷,甚至胸痛等类似心肌缺血的发作症状。因此,在检查过程中,技师和医师要对患者进行实时心电及血压监测,密切关注患者的基本生命体征(心率、呼吸、血压)。当患者在负荷检查过程中出现心悸、胸闷等情况,主观可以忍受时,可在密切关注下完成检查。当患者难以忍受症状,或者出现胸痛症状、心电图提示 ST 段压低或心律失常时,要立即终止检查,停止负荷药物的推注。由于负荷药物的半衰期短,大部分副作用在停止注射后几秒或几分钟内就会消失,通常无需特殊处理。检查结束后应持续观察患者症状,若症状缓解、消失,且无其他异常反应出现,患者可正常离开;若症状持续不缓解或者加重,则需及时将患者送至急诊给予进一步观察处理。

(3)负荷心肌 CTP 成像策略:推荐静息与负荷联合扫描进行,且静息和负荷成像间隔 10 ～ 15 min,以保证对比剂的洗脱(图 2-1)。

方案一:先行静息 CTP(即常规 CCTA),再行负荷 CTP,即静息 - 负荷 CTP,根据情况选择是否加做延迟扫描。静息 -

负荷 CTP 扫描对心肌梗死的敏感性高,更适用于低到中等冠心病验前概率患者,以及心功能受损或心肌病变的患者。该方案的优点是可根据静息 CTP 及 CCTA 结果评估是否需要后续负荷成像。若静息 CTP 未见异常,且未发现阻塞性冠心病(CCTA 直径狭窄<50%),无其他症状及指征提示存在心肌缺血,可考虑避免行负荷 CTP。静息 - 负荷 CTP 扫描的缺点是存在静息扫描的对比剂残留,会在一定程度上干扰负荷扫描对心肌灌注缺损的检出。

方案二:先行负荷 CTP,再行静息 CTP,即负荷 - 静息 CTP,根据情况选择是否加做延迟扫描。负荷 - 静息 CTP 扫描没有对比剂污染心肌的风险,对心肌灌注缺损检出灵敏度高,更适用于高冠心病验前概率、广泛钙化、既往血运重建史或已知多支病变的患者;缺点是长半衰期血管扩张剂应激药物引起的持续高心率,使静息期成像质量下降。

推荐负荷心肌 CTP 检查前先评估患者 CAD 验前概率及相关因素(如已知冠心病、严重冠状动脉钙化、既往血运重建史等),以帮助选择具体扫描方案。此外,推荐在负荷或静息成像之前进行冠状动脉钙化积分扫描,低至中等冠心病验前概率且钙化积分为 0 的受检者患阻塞性冠心病风险极低,若无其他指征提示存在心肌缺血,可考虑避免进一步检查。

(4)负荷心肌 CTP 图像采集方案:负荷心肌 CTP 扫描模式可分为前瞻性和回顾性心电门控扫描。回顾性心电门控策略适用于 z 轴覆盖范围较窄的 CT 扫描仪（＜80 mm），前瞻性心电门控策略适用于宽 z 轴覆盖范围的 CT 扫描仪（≥80 mm）。扫描时，双源 CT（穿梭模式）或宽体 CT 在单次机架旋转中可获得覆盖整个心肌范围的数据。受检者心率≤63 次 /min 时，第二代和第三代双源 CT 可在每个心动周期进行一次 CTP 图像采集，心率＞63 次 /min 时则每两个心动周期进行一次图像采集。扫描时间通常持续 20 ～ 30 s，采集 10 ～ 15 个相位序列。

使用负荷药物后，在心率超过 80 次 /min 的情况下，心脏相对静止的阶段更可能发生在收缩末期，且此时心尖部到基底部的长度较短，心肌厚度最大，能够减少心律失常的影响。此外，收缩末期左心室内对比剂充盈少，线束硬化伪影轻[23]。因此常规推荐负荷心肌 CTP 选择收缩末期作为采集时相（心电图 R 波后 250 ms 或 30% ～ 50% 的 R-R 间期），或可考虑进行收缩期和舒张期在内的多期相采集，后续选择伪影最少的时相进行回顾性分析。

此外，操作者应根据患者体质量指数、心率情况等，综合决定管电压及管电流等参数，并建议采用低剂量扫描模式减少辐射剂量。在保证图像质量情况下，推荐使用前瞻性心电门控、管电压 70/80 kVp、管电流 300 mAs 和迭代重建等技术降低辐射剂量。

CCTA/CTP 检查的完整流程示意见图 2-3。

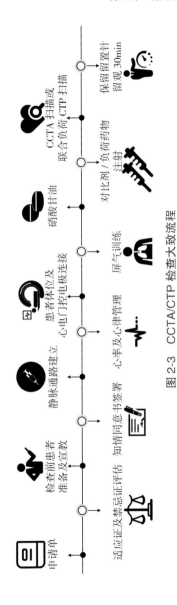

图 2-3 CCTA/CTP 检查大致流程

四、检查结束后注意事项

检查技师及诊断医师在原始图像重建后需检查扫描范围是否正确、是否达到检查目的、图像质量是否满足诊断要求等,避免患者进行重复检查。检查技师及诊断医师确认检查完成且患者无明显异常情况后,应帮助患者移除电极片等相关检查设备、建议保留留置针至留观结束。如行 CCTA 检查后行 CTP 检查者,两肘前静脉通路可暂时保留一侧静脉通路,待留观结束,再行拔除。患者检查结束后应留观 30 min 左右,如无明显异常,指引患者离开检查室。留观时应建议患者多饮水,促进对比剂排泄。无不良情况可正常进食。服用二甲双胍类药物且估算的肾小球滤过率(estimated glomerular filtration rate,eGFR) < 30 ml·min^{-1}·1.73 m^{-2} 的患者应在 48 h 内检测 eGFR,肾功能无显著变化方可重新使用二甲双胍。提醒受检者按时领取检查结果等。

五、对比剂不良反应处理

检查室必须配备适当的抢救设备、药物和人员,以处理可能发生的对比剂外渗或过敏反应。

1. 对比剂外渗及其处理[24]

(1)发现对比剂外渗应停止注射,保留针头回抽部分外

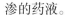

渗的药液。

（2）轻度外渗患者无需特殊处理。嘱咐患者注意观察，如外渗加重，应及时就诊。对个别疼痛明显者，局部给予普通冷湿敷。

（3）中、重度外渗：抬高患肢，促进血液回流。早期使用 50% 硫酸镁保湿冷敷，24 h 后改硫酸镁保湿热敷；或者用黏多糖软膏等外敷；或者用 0.05% 的地塞米松局部湿敷。对比剂外渗严重者，可在外用药物基础上口服地塞米松片 5 mg/ 次，3 次 /d，连用 3 d。

（4）密切观察患肢的肿胀程度、桡动脉搏动及手指末梢血液循环情况，如局部病情持续加重或出现水疱，应及时就医。

2. 对比剂不良反应及其处理

（1）注射对比剂后，如患者发生过敏样反应（如恶心、呕吐、荨麻疹等）须立即停止检查和注射，对患者进行评估，并注意保留静脉通路。

（2）立即报告值班医生，记录发生过敏反应的药物名称、批号，报告药学部门并保留药品。

（3）轻 - 中度急性不良反应（注射对比剂 1 h 内出现咳嗽、喷嚏、呕吐、荨麻疹等）：一过性者可观察，症状持续者给予适当的对症治疗（如止吐药物、组胺 H_1 受体阻滞剂、肾上腺素、氧气面罩吸氧等）。住院患者应通知病房由住院医生将其接回；门诊患者应密切观察病情，经医生评估准许后方可离开。

（4）重度急性不良反应（注射对比剂 1 h 内出现喉头水肿、惊厥、休克等）：须就地及时抢救，保持静脉通畅，对患者进行紧急对症处理（如心肺复苏术、氧气面罩吸氧、静脉补液、肾上腺素、阿托品等），并立刻求助急救复苏小组、急诊科及相关科室。需密切观察患者情况，记录患者生命体征、一般情况及抢救过程。

注：急救药品用法如下。

肾上腺素：肌内注射肾上腺素（1∶1 000），成人 0.5 ml（0.5 mg），必要时重复给药；儿童患者：6 ～ 12 岁：0.3 ml（0.3 mg）肌内注射；6 岁以下：0.15 ml（0.15 mg）肌内注射。

阿托品：静脉注射阿托品 0.6 ～ 1.0 mg，必要时于 3 ～ 5 min 后重复给药，成人总剂量可达 3 mg（0.04 mg/kg）。儿童患者静脉注射 0.02 mg/kg（每次最大剂量 0.6 mg），必要时重复给药，总量可达 2 mg。

（5）迟发性不良反应（注射对比剂 1 h 至 1 周内出现恶心、呕吐等）通常为轻度至中度不良反应，可自行缓解。必要时需及时就医，进行对症治疗。

3. 对比剂相关的急性肾损伤及其防治　CTA 检查需静脉内注射碘对比剂，而碘对比剂具有潜在的肾毒性，存在肾功能受损风险。对比剂相关的急性肾损伤（postcontrast acute kidney injury，PC-AKI），是指使用对比剂 48 h 内出现的任何急性肾损伤，即血清肌酐值较基线期水平升高≥0.3 mg/dL

（26.5 μmol/L）或达到基线期水平的 1.5 倍以上。随着碘对比剂的更新迭代及临床使用逐渐规范,目前静脉注射碘对比剂已较为安全且用量减少,并未发现静脉使用碘对比剂是 PC-AKI 的危险因素[25,26],但在实际临床工作中仍应做好PC-AKI 的防治措施,并规范化使用碘对比剂,避免引起严重的肾毒性[27]。

1）碘对比剂使用前需评估患者状态,明确有无碘对比剂使用禁忌证。

2）建议具有肾脏病、肾脏手术史、蛋白尿、高血压、高尿酸血症、糖尿病等高危人群在 CTA 检查前测量 eGFR。

3）对于 AKI 或 eGFR ＜30 ml·min^{-1}·1.73 m^{-2} 未进行维持性透析的患者建议采取预防措施。eGFR 稳定 ≥30 ml·min^{-1}·1.73 m^{-2} 的普通人群、正在接受维持性透析的患者或有心力衰竭风险的患者,不建议采取预防措施;eGFR 处于 30 ～ 44 ml·min^{-1}·1.73 m^{-2},且存在 AKI 的其他危险因素（年龄＞60 岁、高血压、糖尿病、蛋白尿、高尿酸血症）时可由临床医生根据情况考虑是否采取预防措施。

4）目前临床上预防 PC-AKI 的主要措施为水化预防,常见方案有静脉水化及口服水化。推荐的静脉水化方案:检查开始前 1 ～ 4 h 和检查后 3 ～ 12 h 分别静脉输入生理盐水 500 ml,或按照体重调整的输液方案（1 ～ 3 ml·kg^{-1}·h^{-1}）;口服水化方案为检查前后约 6 h 内饮水 500 ～ 1000 ml,或检查前后 6 ～ 12 h 按 1 ml·kg^{-1}·h^{-1} 饮水。口服水化方案简便易行,但在 eGFR<30 ml·min^{-1}·1.73 m^{-2} 人群中其预防效果并未得到有效验证,目前不作推荐。

5)除水化预防外,其他预防措施还包括使用安全性更高的非离子型次高渗或等渗碘对比剂、避免大剂量及短期重复使用碘对比剂(至少>3 d)、告知患者暂时停止服用一些具有潜在肾毒性的药物(如非甾体抗炎药)、高危患者如果同时使用二甲双胍应暂停该药物的使用等。

六、图像重建

1. 原始图像重建　CCTA 原始图像重建:推荐常规使用 0.5 ～ 0.6 mm 层厚进行重建,肥胖患者可使用 1.0 ～ 1.5 mm 层厚进行重建,以降低图像噪声。建议使用尽可能小的 FOV 重建图像(通常使用 170 ～ 200 mm^2),尽可能提高图像的空间分辨力。如需观察心外结构,应额外重建具有更大的 FOV 的数据集(通常使用 300 ～ 360 mm^2)。对于重建卷积核(reconstruction kernel),推荐常规使用平滑算法的卷积核;冠状动脉支架置入术后患者应增加锐利算法卷积核的重建图像,以提高图像对比度和减少晕状伪影[28]。

胸痛三联 CTA 原始图像重建:推荐以 1.0 mm 层厚重建包括整个胸部的横断面图像以观察肺动脉和主动脉;对于心脏和冠状动脉的显示,推荐使用尽可能小的 FOV (170 ～ 200 mm^2)重建图像,层厚 0.60 ～ 0.75 mm。推荐常规使用平滑算法的卷积核;需观察肺野病变时,可选择锐利算法的卷积核重建高分辨图像。

负荷心肌 CTP 原始图像重建:通过对心动周期的多个相位进行图像重建(通常每隔 5% ～ 10%R-R 间期),选择心脏运动最少的相位,可减少运动伪影,提高诊断的准确性。FOV 应以心肌为中心,并包括整个降主动脉,负荷 CTP 图像重建参考层厚 3 mm、层间距 2 mm,另外建议采用噪声滤波、迭代重建等算法降低图像噪声。

2. CCTA 最佳重建期相选择　依据采集窗范围,选择冠状动脉运动伪影最小、图像质量最佳的 R-R 区间进行图像重建。有研究表明心率≤80 次 /min 的患者,最佳重建时间窗为舒张后期(65% ～ 75% 的 R-R 间期);心率>80 次 /min 时,最佳重建时间窗为收缩末期(25% ～ 45% 的 R-R 间期)[29]。最佳期相选择的方法主要有自动化最佳期相选择技术、多期相重建技术及时相预览功能。自动化最佳期相选择技术可自动化选择运动速度最低的 2 个时相进行重建,获得最佳收缩期和舒张期的冠状动脉图像,推荐作为常规技术用于临床实践中。当自动化最佳期相选择技术所选出的最佳期相数据重组的冠状动脉图像不能满足诊断时,可以选择多期相重建模式选择最佳重建期相。时相预览功能利用单层面冠状动脉浏览软件选择冠状动脉显示最清晰的时相作为最佳时相,由于选择层面限制、视觉误差及个人经验等原因经常需要反复重建或者结合全期相数据才能获得满意的影像质量,因此不作为常规推荐。

3. 心电编辑技术 心电编辑技术主要应用于部分心律失常患者,通过选择不同心动周期内时相相同且运动幅度一致的图像数据,并剔除或忽略心律不齐所带来的不连续数据,重建出理想的图像。并非所有心律失常患者均需使用心电编辑技术,部分患者可通过多期相重建技术重新选择最佳期相数据进行重组来获得改善图像质量。在重建 CCTA 图像时,推荐使用绝对值时相(例如,R 峰后700 ms)进行心电编辑。可使用的心电图编辑技术包括插入法、忽略法、删除法、R 波偏移法、基线调整法等。操作者可根据实际情况综合使用上述方法,其中插入法常用于识别心电图异常中漏识别期相或在调整期相值时与 R 波偏移法联合使用;忽略法常用于期前收缩心电图异常的编辑;删除法常用于删除因期前收缩、房颤、心律不齐等原因而错误识别的 R 波所触发的采集数据;R 波偏移法主要用于识别心电图异常中的 R 波假象;基线调整法主要用于 R 波低平的心电图信号。

七、图像后处理技术及图像显示

1. 冠状动脉钙化 常规胸部 CT 和心电门控钙化积分扫描图像可进行视觉评估,或利用专门的冠状动脉钙化积分分析软件或人工智能软件按照标准程序进行分析。利用冠状动脉钙化积分软件进行定量钙化积分计算,分别按照右冠状动脉、左冠状动脉主干、左前降支和左回旋支标记钙化斑块,软件按照预设的值和算法进行分析,得出每支血管钙化积分值及总的积分值。图像质量不佳者可能会出现计算误差,因此在实际应用中应注意训练患者屏气,减少运动伪影,提高图像质量,精准识别钙化灶。

2. CCTA 图像后处理技术 应根据临床诊疗目的选用最优的图像后处理技术充分展示病变,提供相应的定量数据。CCTA 图像后处理技术主要包括曲面重组、容积再现等。推荐对冠状动脉三大主要血管进行曲面重组处理,依序显示右冠状动脉全长、左室后支/后降支、前降支全长、回旋支、对角支、钝缘支,对高危斑块应提供对应的横断面图像。常规给予 6 个体位的容积再现图像,即前后位、足头位、2 个右前斜位(右前斜位 30°、右前斜位 30° + 足头 20° 或右前斜位 30° + 头足 20°)以及 2 个左前斜位(左前斜位 60°、左前斜位 60° + 足头 20° 或左前斜位 60° + 头足 20°)。前后位为常规显示体位,足头位主要显示后降支来源,提示冠状动脉优势型。2 个右前斜位主要显示右冠状动脉起源和 1、2 段及其属支走行;2 个左前斜位主要显示左主干、左前降支和回旋支的走行和分布(图 2-4)。可视情况使用最大密度投影和多平面重组技术。如有临床需求,推荐使用现场工作站式的 CT 血流储备分数(CT derived fractional flow reserve,CT-FFR),充分展示冠状动

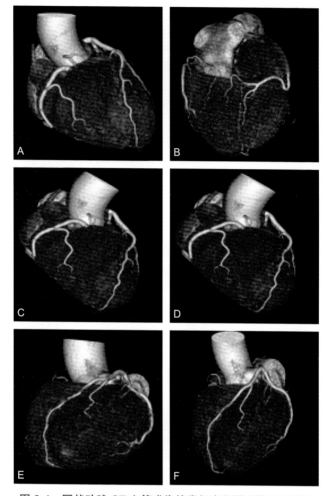

图 2-4　冠状动脉 CT 血管成像的常规容积再现体位示意图

A. 前后位容积再现;B. 足头位容积再现,示该患者为右冠状动脉优势型;
C. 右前斜位 30° 容积再现;D. 右前斜位 30° + 头足 20° 容积再现;E. 左前斜位
60° 容积再现;F. 左前斜位 60° + 头足 20° 容积再现。

脉三大主要血管,提供病变特异性 CT-FFR 值和血管特异性 CT-FFR 值。

3. 胸痛三联 CTA 图像后处理技术 胸痛三联 CTA 图像后处理内容包括 CCTA、肺动脉 CTA 及胸主动脉 CTA,技术与 CCTA 类似,主要包括多平面重组、曲面重组、最大密度投影和容积再现技术[19]。

(1)CCTA 图像后处理相关内容请参考上文。

(2)肺动脉 CTA:对疑似肺动脉栓塞患者,可结合横断面图像及多平面重组、最大密度投影和容积再现等技术显示肺动脉的解剖、走行,多方位、多角度、立体化观察肺动脉内有无血栓,以及栓子的大小、分布及范围。

(3)胸主动脉 CTA:对疑似主动脉夹层患者,可在横断面图像上寻找撕裂的内膜片以及破口的位置;通过多平面重组、曲面重组、最大密度投影和容积再现技术多方位、多角度显示破口的位置、真假腔、受累范围,为临床分型提供依据,评估分支血管是否受累及其供血器官的功能状态。此外,需对主动脉夹层相关数据进行评估与测量,包括内膜破口最大直径,内膜片及真假腔的形态、走行,破口与主动脉弓上 3 支血管的关系,主动脉分支血管起源于真腔或假腔,假腔内有无血栓及程度等;同时测量破口的宽度,破口与左侧锁骨下动脉的距离和主动脉的内径等,有利于临床选择合理的腔内隔绝术策略。

4. CTP 图像后处理技术 CTP 图像后处理基本流程:

（1）为减少扫描期间的心肌位移,需要设定图像对准基点,对其余各期图像进行运动校正。图像质量欠佳及无法校正的心肌位移相位,可进行删除,避免其对灌注参数产生影响。

（2）将心脏位置进行标准化,显示为左心室水平长轴位（四腔心）和垂直长轴位（两腔心）。

（3）为了量化心肌血流量,需要同时测量冠状动脉输入功能和心肌流量,以绝对血流量单位（ml·min^{-1}·g^{-1} 心肌组织）对血流计算进行建模。通过将 ROI 放置在降主动脉或左心室腔中,以时间密度曲线（time-attenuation curve,TAC）获得近似冠状动脉输入功能（arterial input function,AIF）。

（4）勾画心肌,依次画出左心室心内膜及心外膜心肌轮廓,尽量避免心室腔画入心肌轮廓内。

（5）进行心肌灌注参数计算,获得基于美国心脏学会（AHA）心肌 17 个分段的心肌灌注"牛眼图"及各个灌注参数。

第三章

冠心病CT诊断

一、胸部CT诊断

常规胸部CT检查被广泛地用于心胸疾病的筛查、诊断和疗效监测。美国预防服务工作组认为每年接受胸部CT肺癌筛查的患者通常也是冠心病的中危人群[2]。最近的研究表明,癌症患者因心血管病死亡的风险比普通人群高10倍[30]。低剂量胸部CT扫描可同时用于筛查肺癌和冠心病,性价比高,辐射暴露少[31]。国际心血管CT协会指南[2]提出下述常规胸部CT冠状动脉钙化的评估方法(表3-1)。

(1)视觉定性评估方法:将其分为无钙化、轻度钙化、中度钙化和重度钙化,分别对应非常低危、低危、中危和中-高危心血管风险。(图3-1)

(2)半定量评估方法:通过识别钙化累及冠状动脉的长度分别对左主干、左前降支、左回旋支和右冠状动脉进行半定量视觉评估:无钙化(CAC积0分),<1/3为轻度钙化

表 3-1 冠状动脉钙化评估

常规胸部 CT 冠状动脉钙化评估方法		心血管风险分级			
总分：		LM：	LAD：	LCX：	RCA：
视觉定性评估					
无钙化		非常低危			
轻度钙化		低危			
中度钙化		中危			
重度钙化		中 - 高危			
半定量评估(0 ～ 12)					
0		非常低危			
1 ～ 3		低 - 中危			
4 ～ 12		中 - 高危			
半定量评估(0 ～ 30)					
0		非常低危			
1 ～ 5		低危			
6 ～ 11		中危			
12 ～ 30		中 - 高危			
总分：	百分位： LM：	LAD：	LCX：	RCA：	
心电门控及常规胸部 CT 冠状动脉钙化积分定量评估					
0		非常低危			
1 ～ 99		低危			
100 ～ 299		中危			
300 ～ 999		中 - 高危			
≥1000		高危			

注:LM 为冠状动脉左主干;LAD 为冠状动脉左前降支;LCX 为冠状动脉左回旋支;RCA 为右冠状动脉。

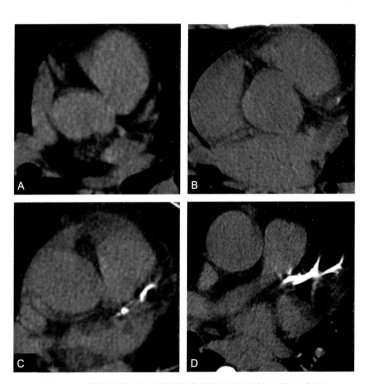

图 3-1 传统胸部 CT 冠状动脉钙化视觉定性评估示意图

A. 无钙化;B. 冠状动脉前降支管壁少许斑点样钙化(轻度钙化);C. 冠状动脉前降支管壁散在条片样钙化(中度钙化);D. 冠状动脉前降支管壁广泛钙化(重度钙化)。

(CAC 积 1 分),1/3 ~ 2/3 为中度钙化(CAC 积 2 分), > 2/3 为重度钙化(CAC 积 3 分)。最终评分为每支冠状动脉评分的总和,总分为 12 分。整个冠状动脉树钙化的严重程度根据总的 CAC 分为 3 级:0 分为 1 级,1 ~ 3 分为 2 级,4 ~ 12 分为 3 级,分别对应非常低危、低 - 中危和中 - 高危心血管风险。美国国家肺癌筛查试验（NLST）将冠状动脉分为 10 个段进行评分，每个段根据上述方法分为无钙化、轻度钙化、中度钙化和重度钙化，总分为 30 分；严重程度分为 4 级：0 分为 1 级，1～5 分为 2 级，6～11 分为 3 级，12～30 分为 4 级，分别对应非常低危、低危、中危和中-高危心血管风险[32]。

（3）定量评估方法：常规胸部 CT 也可定量评估冠状动脉钙化积分，但需专门的后处理分析软件。推荐在常规胸部 CT 中按视觉定性评估方法常规报告冠状动脉钙化程度（附录 2）。

二、心电门控 CaS 诊断

对于心电门控冠状动脉钙化 CT 扫描，冠状动脉病变报告和数据系统（coronary artery disease-reporting and data system，CAD-RADS）推荐临床统一使用标准化的 Agatston 评分[33]进行冠状动脉钙化积分定量分析（表 3-1）。对冠状动脉存在钙化的患者可根据总 CaS 分为 4 级：1～99（低危），100～299（中危），300～999（中-高危），≥1000（高危）。动脉粥样硬化多种族研究（multi-ethnic study of atherosclerosis，MESA）[34,35]证明 CaS 相较于其他常用的检查方式能更好地预测重大不良心血管事件（major adverse cardiovascular events，MACE）[36]，且是效能最强的负性风险标志物，能更准确地识别低风险患者[37]，更个性化地指导治

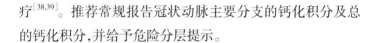

疗[38,39]。推荐常规报告冠状动脉主要分支的钙化积分及总的钙化积分,并给予危险分层提示。

三、CCTA诊断

CCTA为诊断冠心病的首选无创影像检查方法,不仅能直接显示冠状动脉管腔,评价管腔狭窄程度、范围,且能对斑块负荷和性质进行分析。随着CT-FFR和心肌CT灌注成像等新的功能分析技术的快速发展,CCTA已经成为评价冠状动脉病变解剖与功能评估的"一站式"无创影像学方法,在冠心病的诊断、疗效监测及预后评估中发挥着重要作用。

1.冠状动脉狭窄的评价　　CCTA对排除阻塞性冠状动脉病变有非常高的阴性预测值。以ICA为"金标准",CCTA诊断疑似但未确诊冠心病的敏感性为85%～95%,阴性预测值接近100%[40]。因此,CCTA可作为ICA检查的"守门人",避免大部分无或轻度冠状动脉狭窄患者直接转诊接受有创性检查。对急诊胸痛患者,如果CCTA未发现阻塞性冠心病,基本可以排除ACS的诊断。冠状动脉狭窄的评价包括面积法及直径法,由于目前面积法的计算仍需借助专门的后处理软件,推荐临床评估冠状动脉狭窄时采用"目测直径法"判断。推荐基于CAD-RADS 2.0版本[41]对冠状动脉狭窄的严重程度进行分级(表3-2):0级(无斑块、无狭窄)、1级(轻微狭窄,管腔狭窄程度1%～24%或可见不伴管腔

狭窄的斑块)、2 级(轻度狭窄,管腔狭窄程度 25% ~ 49%)、
3 级(中度狭窄,管腔狭窄程度 50% ~ 69%)、4 级[重度狭窄,
分为 4A 级(1 支或 2 支血管狭窄 70% ~ 99%)、4B 级(左主
干狭窄程度>50% 或 3 支血管的管腔狭窄程度≥70%)]和
5 级(闭塞,至少 1 支血管完全闭塞)。N 级为缺乏诊断信心,
不能排除阻塞性 CAD 的情况,例如:极为严重的钙化斑块
(CaS≥1000 或最大钙化弧度>180°)因为线束硬化伪影遮
蔽管腔,容易造成对管腔狭窄程度的错误估计,这些患者可
行 ICA 检查或 MR 冠状动脉成像进一步判断。

表 3-2 基于 CAD-RADS 2.0 版本的 CCTA 冠状动脉狭窄分级

分级	冠状动脉最大狭窄程度	解释	示例
0 级	0(没有斑块和狭窄)	无 CAD	
1 级	1% ~ 24%(轻微狭窄或无狭窄斑块)	轻微非阻塞性 CAD	
2 级	25% ~ 49%(轻度狭窄)	轻度非阻塞性 CAD	
3 级	50% ~ 69%(中度狭窄)	中度狭窄	
4 级	4A:70% ~ 99% 狭窄 4B:左主干≥50% 或 3 支血管病变(≥70%)	重度狭窄	
5 级	100%(完全闭塞)	完全闭塞	
N 级	图像质量差,无法作出诊断	不能排除阻塞性 CAD	

2.冠状动脉斑块的定性和定量分析　CCTA 不仅能显示冠状动脉管腔狭窄及管壁是否存在斑块,根据斑块内是否有钙化将其分为钙化斑块、非钙化斑块和混合斑块,还能在 CCTA 图像上识别斑块的不良特征,提示斑块的易损性(图 3-2)。CAD-RADS 2.0 版本将具有以下两个或以上不良特征的斑块定义为高危斑块[41,42]:

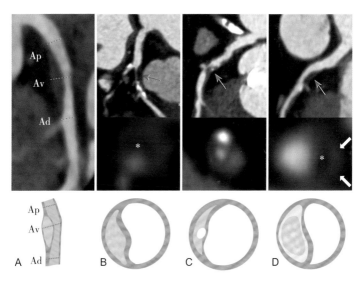

图 3-2　CCTA 高危斑块示意图

A.正性重塑,该病变段的最大血管直径与病变近端和远端参考血管平均直径的比值为 1.5;B.低密度斑块,示<30 HU 低密度斑块成分(*);C.点状钙化,表现为非钙化斑块内存在的长度<3 mm 的小钙化结节,且<1/4 管腔环径;D.“餐巾环”征,邻近管腔的低密度斑块核心(*)及周围环绕的环状纤维成分(白箭)。图 A 中的 Ap、Av 及 Ad 分别为病变近端参考血管平均直径、病变段最大血管直径及病变远端参考血管平均直径。

（1）正性重塑：定义为病变段的最大血管直径（包含斑块和管腔）与病变近端和远端参考血管平均直径的比值≥1.1。

（2）低密度斑块：定义为斑块内存在 CT 值<30 HU 的区域，这与巨噬细胞浸润和大的脂质坏死核心（大于斑块面积的 10%）密切相关[43]。

（3）点状钙化：定义为非钙化斑块内存在的局灶性钙化（平均密度>130 HU），且其在任意方位测量最大径<3 mm，管腔环径<1/4。

（4）"餐巾环"征：定义为低密度斑块边缘的环形高密度征象。不良斑块特征被证实是 ACS 发生的先兆表现[44]，与未来斑块破裂和 MACE 风险相关[45-47]。这些特征均应在 CCTA 标准化报告中描述[41]。

CCTA 还可通过半自动化分析软件对斑块进行定量分析[48]。借助斑块内 CT 值可提示斑块组成成分[42]：

（1）致密钙化斑块：CT 值>350 HU。

（2）非钙化斑块：CT 值≤350 HU，包括纤维成分 CT 值 131～350 HU、纤维脂质成分 CT 值 31～130 HU、坏死核心成分 CT 值 –30～30 HU。

CCTA 测得的斑块负荷与心血管不良预后相关。PARADIGM 研究结果表明测量整个冠状动脉树的斑块负荷可提高易损斑块对未来 MACE 的预测能力[49]。CAD-RADS 2.0 版本[41,50]新增了斑块负荷的评估和"P"分级，根据冠状

动脉斑块负荷、CaS、冠状动脉受累节段及视觉评估,将其
分为轻度(P1)、中度(P2)、重度(P3)及极重度(P4)共 4 类
(表 3-3)。

表 3-3　冠状动脉斑块负荷评估方法及分级

分级	冠状动脉斑块负荷	冠状动脉钙化积分(CaS)	冠状动脉受累节段评分	视觉评估
P1	轻度	1 ～ 100	≤2	1 ～ 2 根血管见少量斑块
P2	中度	101 ～ 300	3 ～ 4	1 ～ 2 根血管见中等斑块或 3 根血管见少量斑块
P3	重度	301 ～ 999	5 ～ 7	3 根血管见中等斑块或 1 根血管见重度斑块
P4	极重度	>1000	≥8	2 ～ 3 根血管见重度斑块

3. CT-FFR　CT-FFR 可无创提供冠状动脉狭窄的解
剖(管腔和斑块)和功能信息,与有创 FFR 相比具有较高
的准确性和一致性。目前 CT–FFR 分析软件主要有 3 种:
基于三维计算流体动力学(three dimensional computational
fluid dynamics,3D-CFD)、降维 CFD 和机器学习算法的 CT-
FFR 分析软件。随着机器学习和人工智能技术的快速发展,
已实现了全自动化的、基于现场工作站的 CT-FFR 分析,其

运算时间短,操作易行,有利于临床推广应用。但 CCTA 图像质量不足及钙化程度过重也会影响 CT-FFR 计算的准确度[51,52]。

推荐提供病变特异性 CT-FFR 和血管特异性 CT-FFR,前者的最佳测量位置在病变远端 2 cm 处,而后者的测量位置在血管末端直径＞2 mm 的血管节段处(图 3-3)[53]。若病变特异性 CT-FFR 值＞0.80,认为该病变不会引起缺血改变;病变远端 CT-FFR 值＜0.70 的病变,认为是缺血特异性病变,推荐进行 ICA 和 / 或血运重建;位于"灰区"CT-FFR 值(0.70 ～ 0.80)的患者,是否需要血运重建应综合考虑临床症状和其他功能影像信息(图 3-4)[54]。

大量临床研究表明,与单纯依靠 CCTA 的治疗决策相比,CT-FFR 可减少不必要的有创检查及血运重建,改善患者预后,节省医疗成本[55,56]。其次,基于 CT-FFR 获得的无创性功能 SYNTAX 及 Duke 评分与解剖学评分相比,可对患者进行正确的重分层,筛选高危患者,指导临床决策[57,58]。

4. CTP 诊断 CTP 可弥补常规 CCTA 检查无法获得心肌血流灌注信息的不足,与 CT-FFR 共同实现了冠状动脉解剖和功能的"一站式"评估。CTP 特别适用于严重钙化、支架置入后的患者心肌评估,与 CT-FFR 具有一定的互补价值[59]。既往研究表明,CTP 对心肌缺血的诊断准确性优于 CCTA[60,61],并对预测患者不良心血管事件具有一定增量价值[62]。

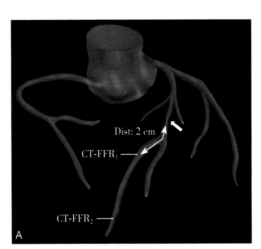

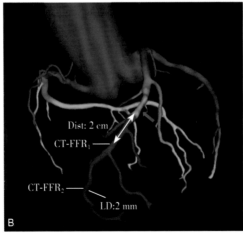

图 3-3 CT-FFR 测量位点示意图和典型病例

A. CT-FFR 测量位点,白箭示病变位置,双头箭示测量位点;B.CT-FFR 测量位点典型病例,红箭示病变位置,双头箭示测量位点;CT-FFR$_1$:病变特异性 CT-FFR;CT-FFR$_2$:血管特异性 CT-FFR;LD:lumen diameter,管腔直径;Dist:distance,距离。

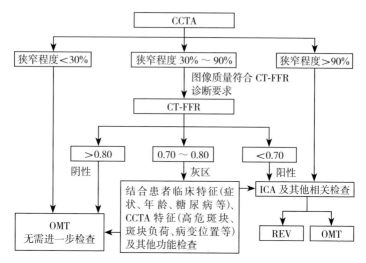

图 3-4　CT 血流储备分数（CT-FFR）的临床解释及诊疗决策流程

注：CCTA. 冠状动脉 CT 血管成像；ICA. 有创冠状动脉造影；OMT. 最佳药物治疗；REV. 冠状动脉血运重建。

目前 CTP 的评估方法主要包括定性分析、半定量分析及定量分析。

（1）定性分析：即通过目测左心室短轴位图像上的心肌密度差异，来定性评估灌注缺损或灌注降低。为了更好地评估灌注缺损或降低，可使用厚层（5～8 mm）图像，通过最小密度投影和窄窗宽（200～300 HU）观察图像。定性分析应包括以下内容：

1）通过查看多相位 CTP 图像，排除线束硬化伪影等影响因素，确定是否存在灌注缺损。

2）灌注缺损的累及范围及程度（＞50% 为透壁性灌注

缺损)。

3)结合静息及负荷CTP图像,确定灌注缺损为可逆性缺血(仅在负荷CTP图像上存在灌注缺损)、不可逆性梗死(在静息CTP和负荷CTP图像上存在灌注缺损并且范围相似)或部分可逆(静息CTP灌注缺损区域小于负荷CTP)。

4)检测到的心肌灌注异常和梗死节段应与CCTA结果显示的冠状动脉病变分布和狭窄程度相关,继而做出最终诊断。CTP结果解读可参考CAD-RADS 2.0版(表3-4)。需注意的是,当存在冠状动脉左主干或3支病变所致的均衡型心肌缺血时,目测定性分析可能难以做出准确的诊断。

(2)半定量分析:可使用心肌透壁灌注指数(transmural perfusion ratio,TPR)(为内层心肌与外层心肌平均CT值之比)评估。TPR可结合目测评估,主要用于评价心内膜下心肌缺血。

(3)定量分析:与静态CTP相比,动态CTP的优势是可以通过心肌血流量(myocardial blood flow,MBF)、心肌血容量(myocardial blood volume,MBV)等指标进行定量分析。目前不同的研究对MBF的阈值有着不同的结果(75 ～ 136 ml·100 ml^{-1}·min^{-1})[63,64]。可采用相对心肌血流比(即狭窄区域和正常区域MBF之比)诊断缺血心肌[65,66]。由于目前半定量和定量CTP分析结果还没有明确的阈值,推荐临床使用CTP诊断心肌缺血时采用目测法判断。

表 3-4　CAD-RADS 2.0 版本关于心肌 CTP 结果解读

负荷 CTP	静息 CTP	说明
特定区域灌注缺损(+)	特定区域无缺损(−)	特定冠状动脉区域缺血
特定区域灌注缺损(+)	特定区域灌注缺损且范围相似(+)	特定冠状动脉区域心肌梗死,但无缺血证据
特定区域灌注缺损(+)	灌注缺损区域小于负荷 CTP 时(+)	冠状动脉梗死区域周围缺血

注:CAD-RADS 为冠状动脉病变报告和数据系统;CTP:CT 灌注成像。

5. 冠状动脉之外的发现　CCTA 除了显示冠状动脉斑块外,还可准确、清晰显示冠状动脉的起源、走行、终止及其与周围组织结构的关系。在 CCTA 报告中,还应注意观察并报告大血管是否异常,例如主动脉夹层、肺栓塞等;扫描野内心脏以外部位的异常,如双肺、胸膜、纵隔等若发现有异常病变,也应报告。

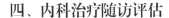

四、内科治疗随访评估

临床上对稳定型冠心病患者主要使用他汀类药物进行降脂治疗,机制是通过减少坏死核心体积及增加纤维帽厚度达到稳定斑块及降低斑块破裂风险的目的。可通过 CCTA 随访检查定量测量斑块负荷、监测斑块特征及体积变化,从而评估药物疗效,优化后续临床管理。研究表明,使用他汀类药物治疗的患者斑块进展缓慢,非钙化性斑块体积缩小,高危斑块特征减少,钙化性斑块体积增加[67,68]。Yang 等[69]的研究发现,斑块体积增加的患者未来发生 MACE 事件的风险增加 9 倍,斑块进展联合 CT-FFR 较钙化积分和高危斑块能更好地预测亚临床病变的预后,有助于实现冠心病防控关口前移。

五、PCI 术前和术后评估

CCTA 有助于 PCI 术前评估。CT-FFR 等新技术的应用可以提高 CCTA 指导有创性检查和治疗的效率。CCTA 能实现冠状动脉粥样斑块可视化和评估斑块负荷,预测评估患者 PCI 术后风险。在 PCI 术前对 CCTA 显示的冠状动脉高钙化负荷的患者,可以评估钙化的弧度、长度和厚度,以选择术中可能使用的钙化消除技术,且有利于支架的输送和扩张等术前准备。CCTA 可评估慢性完全闭塞性病变的闭塞长度、闭塞残端形态、闭塞段钙化程度、闭塞段血管迂曲程度,引导导丝通过和球囊扩张的可行性,选择支架尺寸,从而筛选可从 PCI 干预中获益的患者[70]。

CCTA 检查可评估 PCI 术后并发症,尤其是支架内再狭窄。CCTA 诊断支架再狭窄的效能较高,尤其是对直径≥3 mm 以及支架近心端和远心端各 5 mm 范围内冠状动脉支架内再狭窄的评估[71]。对其他并发症,如支架断裂等也可应用。

六、冠状动脉旁路移植术前和术后评估

术前 CCTA 可全面评估冠状动脉病变,基于 SYNTAX 评分可以评估患者是否需要行冠状动脉旁路移植术,指导手术方式的选择[72]。最近的回顾性研究显示,CABG 术前的 CT-FFR 值可帮助预测术后桥血管闭塞风险[73]。CCTA 可评估术后桥血管的通畅性、桥血管两端吻合口和远端血管的显影情况以及冠状动脉假性动脉瘤、心包压塞等并发症。

第四章

CT 标准化报告及示范

一、常规胸部 CT CAC 评估报告

常规胸部 CT 扫描,建议采用简单的视觉评估法,将患者总的冠状动脉钙化程度分为无钙化、轻度钙化、中度钙化和重度钙化,给予报告即可(附录2)。

二、心电门控 CaS 评估报告

建议统一使用 Agatston 钙化积分方法,分别列出左主干、左前降支、左回旋支和右冠状动脉的钙化积分,并给出总积分(附录3)。在诊断报告中应提示钙化严重程度,即 CaS=0 无钙化,CaS 在 1 ~ 99 之间为轻度钙化,100 ~ 299 为中度钙化,300 ~ 999 为重度钙化,≥1000 为极重度钙化。

三、标准化 CCTA 报告

应评估图像质量,并根据国际心血管 CT 协会发布的 18 段冠状动脉分段体系进行描述。

(1)描述各支冠状动脉钙化积分及所有血管钙化积分总和。

(2)描述冠状动脉供血类型(右优势型、左优势型或均衡型)。

(3)描述冠状动脉是否有起源、走行或终止异常。

(4)按冠状动脉节段描述直径≥2 mm 血管节段病变:有无斑块及其成分(钙化、非钙化、部分钙化斑块)、高危斑块、病变分布(局限性:<1 cm;节段性:范围为 1 ～ 3 cm;或弥漫性范围>3 cm)及病变导致的管腔狭窄程度(面积法或直径法评估狭窄程度)。

(5)描述冠状动脉有无扩张或冠状动脉瘤的大小、位置。

(6)描述心脏结构位置、各房室大小、有无异常连接、心腔内有无病变等。

(7)心肌:有无增厚、变薄、肿块、异常强化。

(8)瓣膜:有无解剖变异、钙化和赘生物等。

(9)心包病变:有无心包积液、心包增厚、心包肿瘤等。

(10)心外大血管病变:包括主动脉(急性主动脉综合征)、肺动脉(肺栓塞)相关病变。

（11）心外其他病变:视野内肺(占位、气胸)、纵隔、腹部重要异常等。

（12）结论和印象(附录 3)。

四、CT-FFR 报告

在标准化 CCTA 报告的基础上,如有临床需求,可以增加 CT-FFR 图文报告(附录 4)。CT-FFR 报告应至少包括以下内容:主要冠状动脉名称(包括英文专有名称)、病变特异性(病变远端 2 cm 处)CT-FFR 值、血管特异性(血管远端直径>2 mm 处)CT-FFR 值。CT-FFR 结果的解读可标注在CT-FFR 报告上供临床医生和患者参考。

五、负荷心肌 CTP 报告

负荷心肌 CTP 的解释需结合标准化 CCTA 报告,应包括钙化积分、冠状动脉斑块和狭窄的解剖学评估、心脏灌注分析和心外结构评估。心肌灌注分析应包括以下方面:

（1）CCTA 及 CTP 图像扫描模式(静息-负荷或负荷-静息)及所使用负荷药物的种类。

（2）描述与心肌 CTP 结果解释相关的伪影,如线束硬化伪影、运动伪影、错位等。

（3）患者 CTP 负荷前后心电图改变。

（4）综合静息及负荷 CTP，描述是否存在灌注缺损，如存在灌注缺损，其缺损范围、缺损程度（是否透壁）及其可逆性（可逆、部分可逆和不可逆）。

（5）报告相关定量或半定量评估参数，如绝对 MBF、相对 MBF 及 MBV 值等。

（6）检测到的心肌灌注异常和梗死节段应与 CCTA 结果显示的冠状动脉病变分布和狭窄程度相关，做出最后判断。

第五章
临床管理建议

一、常规胸部 CT 检查

基于常规胸部 CT 检查的 CaS 已被证明与心电门控 CT 扫描的 CaS 密切相关[74],基于定性及半定量分析的 CaS 与冠心病结果密切相关[75]。基于现有证据,将 CaS 中 / 重度结果纳入所有常规胸部 CT 检查报告对冠心病的早期发现和治疗具有重大意义。2018 年国际心血管 CT 协会冠状动脉钙化报告系统(CAC-RADS)[76]提出基于常规胸部 CT 的视觉评分或 Agatston 评分可分为 0～3 级。CAC-RADS 0 级患者无需他汀类药物治疗(家族性高胆固醇血症患者除外),CAC-RADS 1 级患者推荐中等强度他汀类药物,CAC-RADS 2 级患者推荐中高强度他汀类药物 + 阿司匹林 81 mg 联合治疗,CAC-RADS 3 级患者推荐高强度他汀类药物 + 阿司匹林 81 mg 联合治疗。

二、心电门控 CT 检查

基于心电门控 CT 的 CaS 定量分析已成为无症状一级预防人群（尤其是中危人群）冠状动脉事件最可靠的预测指标[77]。CaS 可用于指导他汀类药物的临床使用,目前指南推荐[3]:

(1)CaS ≥300 或 ≥75% 分位(匹配年龄、性别、种族)的人群进行高强度他汀类药物治疗。

(2)CaS 为 100 ~ 299 的患者推荐中高强度他汀类药物治疗。

(3)CaS 为 1 ~ 99 的患者,若 CaS<75% 分位,建议中等强度他汀类药物治疗。若 CaS ≥75% 分位则建议中高强度他汀类药物治疗。

(4)CaS 为 0 的患者不推荐使用他汀类药物进行治疗,但存在家族性高胆固醇血症的患者或糖尿病患者除外。

(5)对无出血禁忌证的 CaS>100 的患者,应考虑使用阿司匹林进行治疗。

在 CaS 检查间隔和频率方面,推荐:

(1)CaS 为 0 且改变预防性管理策略的患者,建议每隔 5 年重复 CaS 扫描。

(2)CaS 存在进展或 CaS>0 且改变预防性管理策略的患者每隔 3 ~ 5 年重复 CaS 扫描。对未接受 CCTA 检查的有症状患者或 CCTA 适用性标准不确定的高风险无症状个

体及在大手术前转诊进行术前评估的无症状患者,可考虑
在 CCTA 方案中同时纳入 CaS 扫描。

三、CCTA 检查

CCTA 的使用已被证明可以提高冠心病的诊断准确性,
改善治疗策略,有可能降低未来心肌梗死的风险。CAD-
RADS 2.0 在以狭窄程度为核心提供推荐治疗建议的基础
上,结合斑块负荷、有无缺血等证据,更新了冠心病患者相
应的治疗建议[41]。推荐如下:

(1)有症状但没有或有轻微至轻度狭窄的患者,考虑非
动脉粥样硬化引起的胸痛;若同时伴有斑块负荷,则考虑预
防性治疗和降低危险因素。

(2)狭窄程度为 50% ~ 90% 的患者,考虑行功能评估
判断是否存在缺血,CT-FFR 或 CTP 提示缺血考虑 ICA 检
查,尤其是在药物治疗后胸痛仍然发作的情况下;若功能评
估为阴性,考虑推迟血运重建,行最佳药物治疗;若位于"灰
区"或无法判断是否缺血,应综合其他功能检查指标进行
判断。

(3)提示重度狭窄时,建议行 ICA 检查,急性闭塞应尽
快行 ICA 和血运重建术。

第六章

进展和展望

近些年来,随着影像技术的快速进步,心血管 CT 在全球范围内迅速普及,尤其在评价冠状动脉先天发育异常、管腔狭窄程度和斑块特征等传统领域获得临床广泛认可,CT-FFR、CTP、冠状动脉周围脂肪、心肌应变、细胞外容积、影像组学、人工智能等新技术的开发应用,使得 CT 突破了单纯的心脏"解剖学"诊断领域,实现了"功能学"乃至"组织学"诊断[42,78]。

冠状动脉炎症是冠状动脉粥样硬化斑块发生和进展的关键因素,冠状动脉炎症会引发冠状动脉周围脂肪组织(pericoronary adipose tissue,PCAT)形态及分泌功能的改变。有学者提出将血管周围脂肪衰减指数(fat attenuation index,FAI)作为生物影像标志物来间接无创地检测冠状动脉炎症[79]。研究表明血管 FAI 有助于高危斑块的检测、预测冠状动脉斑块进展、识别易形成高危斑块的患者、预测患者预后等[80,81]。将 FAI 所反映的冠状动脉周围炎症水平整合到 CCTA 的整体评估中有望在冠状动脉管壁结构发生肉眼改变之前优化心血管风险分层[82]，从而预防心脏事件的发生。

心肌应变成像技术以往主要基于超声心动图或 MR 检查，采用组织追踪技术对整体、节段心肌运动进行定量分析，从而评估心肌节段或整体的收缩能力，并在一定程度上反映了心肌活性[83]。随着 CT 时间分辨力和实时容积扫描能力的提高，基于 CT 的心肌应变引起了越来越多的关注。我国学者发现基于 CT 的心肌应变可用于评估心力衰竭患者左心室整体与局部心肌应变，并与 CMR 测量结果具有较好的相关性[84]。此外，有研究发现基于 CT 的左心室及左心房整体应变（ICC：0.84～0.98）及左心室局部应变（ICC：0.76～0.97）具有较好的可重复性，但节段应变的可重复性较差（ICC＜0.50）[85]。基于 CT 的心肌应变技术还可用于评估左心室心肌功能，并与冠心病患者病变严重程度相关[86]。基于 CT 的心肌应变可能作为 CCTA 的补充检查手段，帮助非缺血性心肌病及心力衰竭患者心肌功能的无创评估。

心肌细胞外基质是位于心肌细胞外的非细胞性的不溶性动态网状结构，心肌细胞外体积分数（extracellular volume，ECV）是心肌细胞外基质的常用量化指标。ECV 能够反映心肌细胞损伤后发生的心肌组织学变化。目前临床主要基于 MRI 对心肌 ECV（MRI-ECV）进行无创影像评估[87]。基于 CT 的细胞外体积分数（CT-ECV）通过 CCTA 检查的心肌延迟图像来量化分析 ECV。目前 CT-ECV 主要有两种计算方法：一种是基于对比剂注射前后心肌和血池密度差异计算的减影法(ECVsub);另一种是基于双层探测器光谱 CT 提出的以延迟期心肌和血池碘浓度比值计算的碘密度法(ECViodine)[88,89]。研究表明,CT-ECV 与 MRI-ECV之间具有较好的相关性[89]。CT-ECV 可用于心力衰竭、急性心肌梗死、心肌淀粉样变、心肌炎、肿瘤等疾病进行心肌损伤的评估和预后风险分层,但 CT-ECV 目前的证据较为有限,仍需要更高等级的证据推动其临床应用。

影像组学及人工智能可用于心血管疾病诊断、危险分层、探索新的基因型与表型等[90,91]。影像组学可以从 CCTA图像中提取肉眼不可见的高通量信息来实现冠状动脉斑块形态、成分的精确分型。利用影像组学方法可以帮助识别高危斑块特征,其诊断效能明显高于单独的斑块体积等传统定量参数[92,93]。最近,有研究提出了基于 CCTA 识别血管内超声定义的易损斑块的影像组学模型,发现该模型提高了传统 CCTA 解剖学特征诊断易损斑块的效能,且与未来心血管不良事件独立相关[94]。此外,影像组学还可以表征冠状动脉斑块成分随时间的变化,有助于区分不同危险因素导致冠心病的分子机制[95],区分稳定和快速进展的斑块[96]等。未来还需要基于前瞻、大样本、多中心的数据来探究影像组学特征在易损斑块诊断、转归、预后以及指导临床治疗方面的价值。人工智能在 CCTA 中的研究也是目前的热点方向。有研究者通过多任务递归卷积网络实现了冠状动脉管腔的自动化分割,并有效提高了分割准确度[97]。此外,机器学习算法还可以帮助提取冠状动脉病变特征,并与患者预后密切相关[98]。未来,机器学习还可用于高危斑块特征的自动化提取、影像组学靶区分割等方面,在心血管疾病的全自动化分析方面也有广泛应用前景。

除了这些新技术的研发外,CCTA 在冠心病临床管理流程的优化方面也将发挥重要作用。国际心血管 CT 协会等推出的 CAD-RADS 是综合 CCTA 影像信息做出的与临床处理相关的分类诊断标准[41]。最新的 CAD-RADS 2.0 版本以冠状动脉狭窄程度为核心,结合斑块负荷和修饰符依次评估。基于 CT-FFR 的功能性 CAD-RADS 在指导治疗决策方面表现出一定的增量价值及更高的预后评估能力[41,99],为未来构建一个更适合临床应用的、简化的 CAD-RADS 综合分级体系提供了新思路。

心血管预防影像学也是心血管 CT 未来发展的重要趋势和方向。近年来逐步建立了预防心血管影像学的临床转化应用体系[100],主要包括:完善了预防心血管影像学的核心并延展了其应用,建立了新的心血管影像学二级预防体系,实现了心血管病预防关口的前移,做到了早期识别危险人群、提高亚临床疾病的检出率;加快了人工智能在预防心血管影像中的创新应用和转化研究,开展了心血管影像学在无症状人群心血管病筛查的研究;开展了基于预防心血管影像学理念指导下的患者长期预后及卫生经济学效益的研究[100,101]。

目前,CT 技术在冠心病临床和研究领域取得巨大进展。尤其是,CCTA 已经实现了冠状动脉疾病的解剖和生理学功能的同步评估,成为冠心病的一线无创影像学检查手段。在 CCTA 向着自动化、智能化、预防方向发展的背景下,本专家共识规范了冠心病 CT 检查的适应证和禁忌证、CT 检查流程、诊断要点、临床检查路径及报告书写等方面内容,总结展望了未来研究的主要方向,对我国冠心病 CT 技术的快速发展和高质量应用具有较好的指导作用。

参考文献

1. 中国心血管健康与疾病报告编写组.中国心血管健康与疾病报告 2022 概要[J].中国循环杂志,2023,38(6):583-612. DOI:10.3969/j.issn.1000-3614.2023.06.001.

2. Hecht HS,Cronin P,Blaha MJ,et al. 2016 SCCT/STR guidelines for coronary artery calcium scoring of noncontrast noncardiac chest CT scans:A report of the Society of Cardiovascular Computed Tomography and Society of Thoracic Radiology［J］. J Cardiovasc Comput Tomogr,2017,11(1):74-84. DOI:10.1016/j. jcct.2016.11.003.

3. Hecht H,Blaha MJ,Berman DS,et al. Clinical indications for coronary artery calcium scoring in asymptomatic patients:Expert consensus statement from the Society of Cardiovascular Computed Tomography［J］. J Cardiovasc Comput Tomogr,2017,11(2):157-168. DOI:10.1016/j.jcct.2017.02.010.

4. 中国心血管病风险评估和管理指南编写联合委员会.中国心血管病风险评估和管理指南[J].中国循环杂志,2019,34(1):25. DOI:CNKI:SUN:ZGXH.0.2019-01-003.

5. Gulati M,Levy PD,Mukherjee D,et al. 2021 AHA/ACC/ASE/

CHEST/SAEM/SCCT/SCMR Guideline for the evaluation and diagnosis of chest pain:A report of the American College of Cardiology/American Heart Association Joint Committee on Clinical Practice Guidelines［J］. Circulation,2021,144（22）:e368-e454. DOI:10.1161/CIR.0000000000001029.

6. Narula J,Chandrashekhar Y,Ahmadi A,et al. SCCT 2021 Expert consensus document on coronary computed tomographic angiography:A report of the Society of Cardiovascular Computed Tomography［J］. J Cardiovasc Comput Tomogr,2021,15(3):192-217. DOI:10.1016/j.jcct.2020.11.001.

7. 国家心血管病专业质控中心心血管影像质控专家工作组,中华医学会放射学分会心胸学组,《中华放射学杂志》心脏冠状动脉多排 CT 临床应用指南写作专家组 . 冠状动脉 CT 血管成像的适用标准及诊断报告书写规范[J]. 中华放射学杂志,2020,54（11）:1044-1055. DOI:10.3760/cma.j.cn112149-20200413-00544.

8. Yu MM,Tang XL,Jin H,et al. Coronary CT angiography in asymptomatic adults with hepatic steatosis［J］. Radiology,2021, 301（3）:593-601. DOI:10.1148/radiol.2021210355.

9. Bergström G,Persson M,Adiels M,et al. Prevalence of subclinical coronary artery atherosclerosis in the general population［J］. Circulation,2021,144（12）:916-929. DOI:10.1161/CIRCULATIONAHA. 121.055340.

10. Boldeanu I,Sadouni M,Mansour S,et al. Prevalence and characterization of subclinical coronary atherosclerotic plaque with CT among individuals with HIV:Results from the canadian HIV

and aging cohort study［J］. Radiology,2021,299（3）:571-580. DOI:10.1148/radiol.2021203297.

11. Patel AR,Bamberg F,Branch K,et al. Society of cardiovascular computed tomography expert consensus document on myocardial computed tomography perfusion imaging［J］. Cardiovasc Comput Tomogr,2020,14（1）:87-100. DOI:10.1016/j.jcct.2019.10.003.

12. 中华医学会放射学分会心胸学组,国家心血管病专业质控中心心血管影像质控专家工作组 . 动态 CT 心肌灌注成像技术操作与图像分析中国专家共识[J]. 中华放射学杂志,2022,56（12）:1289-1299. DOI:10.3760/cma.j.cn112149-20220308-00213.

13. Eng D,Chute C,Khandwala N,et al. Automated coronary calcium scoring using deep learning with multicenter external validation[J]. Npj Digit Med,2021,4（1）:88. DOI:10.1038/s41746-021-00460-1.

14. 国家药典委员会 . 中华人民共和国药典（二部）[M]. 北京 : 中国医药科技出版社,2020.

15. 中国药学会医院药学专业委员会,伊伐布雷定临床与药学实践专家共识编写组 . 伊伐布雷定临床与药学实践专家共识[J]. 临床心血管病杂志,2021,37（5）:385-397.

16. Abbara S,Blanke P,Maroules CD,et al. SCCT guidelines for the performance and acquisition of coronary computed tomographic angiography:A report of the society of Cardiovascular Computed Tomography Guidelines Committee:Endorsed by the North American Society for Cardiovascular Imaging（NASCI）[J]. J Cardiovasc Comput Tomogr,2016,10（6）:435-449. DOI:10.1016/j.jcct.2016.10.002.

17. Clayton B, Raju V, Roobottom C, et al. Safety of intravenous β-adrenoceptor blockers for computed tomographic coronary angiography [J]. Br J Clin Pharmacol, 2015, 79(3):533-536. DOI:10.1111/bcp.12516.

18. Cademartiri F, Garot J, Tendera M, et al. Intravenous ivabradine for control of heart rate during coronary CT angiography:a randomized, double-blind, placebo-controlled trial [J]. Cardiovasc Comput Tomogr, 2015, 9(4):286-294. DOI:10.1016/j.jcct.2015.04.005.

19. 中华医学会影像技术分会. 急性胸痛三联征多层螺旋 CT 检查技术专家共识[J]. 中华放射学杂志, 2021, 55(1):12-18. DOI:10.3760/cma.j.cn112149-20200102-00004.

20. Takx RA, Suchá D, Park J, et al. Sublingual nitroglycerin administration in coronary computed tomography angiography:a systematic review [J]. Eur Radiol, 2015, 25(12):3536-3542. DOI:10.1007/s00330-015-3791-3.

21. 祁荣兴, 黄胜, 胡春洪. CT 检测心肌延迟强化技术及临床应用进展[J]. 中华放射学杂志, 2020, 54(12):1229-1232. DOI:10.3760/cma.j.cn112149-20200306-00334.

22. Spagnolo P, Giglio M, Di Marco D, et al. Diagnosis of left atrial appendage thrombus in patients with atrial fibrillation:delayed contrast-enhanced cardiac CT [J]. Eur Radiol, 2021, 31(3):1236-1244. DOI:10.1007/s00330-020-07172-2.

23. Rossi A, Merkus D, Klotz E, et al. Stress myocardial perfusion: imaging with multidetector CT [J]. Radiology, 2014, 270(1):25-46. DOI:10.1148/radiol.13112739.

24. 中华医学会放射学分会对比剂安全使用工作组 . 碘对比剂使用指南（第 2 版）[J]. 中华医学杂志,2014,94（43）:3363-3369. DOI:10.3760/cma.j.issn.0376-2491.2014.43.003.

25. McDonald JS,McDonald RJ,Carter RE,et al. Risk of intravenous contrast material-mediated acute kidney injury:a propensity score-matched study stratified by baseline-estimated glomerular filtration rate［J］. Radiology,2014,271（1）:65-73. DOI:10.1148/radiol.13130775.

26. Hinson JS,Ehmann MR,Fine DM,et al. Risk of acute kidney injury after intravenous contrast media administration［J］. Ann Emerg Med,2017,69（5）:577-586.e4. DOI:10.1016/j.annemergmed.2016.11.021.

27. 中华医学会放射学分会质量控制与安全管理专业委员会 . 肾病患者静脉注射碘对比剂应用专家共识[J]. 中华放射学杂志,2021,55（6）:580-590. DOI:10.3760/cma.j.cn112149-20201111-01226.

28. Zhou Q,Jiang B,Dong F,et al. Computed tomography coronary stent imaging with iterative reconstruction:atrade-off study between medium kernel and sharp kernel［J］. J Comput Assist Tomogr,2014,38（4）:604-612. DOI:10.1097/RCT.0000000000000080.

29. Achenbach S,Manolopoulos M,Schuhbäck A,et al. Influence of heart rate and phase of the cardiac cycle on the occurrence of motion artifact in dual-source CT angiography of the coronary arteries［J］. J Cardiovasc Comput Tomogr,2012,6（2）:91-98. DOI:10.1016/j.jcct.2011.11.006.

30. Sturgeon KM, Deng L, Bluethmann SM, et al. A population-based study of cardiovascular disease mortality risk in US cancer patients [J]. Eur Heart J, 2019, 40 (48):3889-3897. DOI:10.1093/eurheartj/ehz766.

31. Fan R, Shi X, Qian Y, et al. Optimized categorization algorithm of coronary artery calcification score on non-gated chest low-dose CT screening using iterative model reconstruction technique [J]. Clin Imaging, 2018, 52:287-291. DOI:10.1016/j.clinimag.2018.08.015.

32. Chiles C, Duan F, Gladish GW, et al. Association of coronary artery calcification and mortality in the national lung screening trial:A comparison of three scoring methods [J]. Radiology,2015,276 (1):82-90. Doi:10.1148/radiol.15142062.

33. Cury RC, Abbara S, Achenbach S, et al. CAD-RADS[TM] Coronary Artery Disease-Reporting and Data System. An expert consensus document of the Society of Cardiovascular Computed Tomography (SCCT), the American College of Radiology (ACR) and the North American Society for Cardiovascular Imaging (NASCI). Endorsed by the American College of Cardiology [J]. J Cardiovasc Comput Tomogr, 2016, 10 (4):269-281. DOI:10.1016/j.jcct.2016.04.005.

34. Blaha MJ, DeFilippis AP. Multi-Ethnic Study of Atherosclerosis (MESA):JACC Focus Seminar 5/8 [J]. J Am Coll Cardiol, 2021, 77 (25):3195-3216. DOI:10.1016/j.jacc.2021.05.006.

35. 左蕊, 张龙江. 动脉粥样硬化多种族研究 (MESA): 开创亚临床动脉粥样硬化无创评估新时代[J]. 国际医学放射学杂志, 2022, 45 (1):49-55. DOI:10.19300/j.2022.Z19418.

36. Detrano R, Guerci AD, CaR-R JJ, et al. Coronary calcium as a predictor of coronary events in four racial or ethnic groups [J]. N Engl J Med, 2008, 358(13):1336-1345. DOI:10.1056/NEJMoa072100.

37. Budoff MJ, McClelland RL, Nasir K, et al. Cardiovascular events with absent or minimal coronary calcification:the Multi-Ethnic Study of Atherosclerosis(MESA)[J]. Am Heart J, 2009, 158(4):554-561. DOI:10.1016/j.ahj.2009.08.007.

38. Blaha MJ, Cainzos-Achirica M, Greenland P, et al. Role of coronary artery calcium score of zero and other negative risk markers for cardiovascular disease:the multi-ethnic study of atherosclerosis(MESA)[J]. Circulation, 2016, 133(9):849-858. DOI:10.1161/CIRCULATIONAHA.115.018524.

39. McClelland RL, Jorgensen NW, Budoff M, et al. 10-year coronary heart disease risk prediction using coronary artery calcium and traditional risk factors:derivation in the MESA(Multi-Ethnic Study of Atherosclerosis)with validation in the HNR(Heinz Nixdorf Recallstudy)and the DHS(Dallas Heart Study)[J]. J Am Coll Cardiol, 2015, 66(15):1643-1653. DOI:10.1016/j.jacc.2015.08.035.

40. Marwick TH, Cho I, Ó Hartaigh B, et al. Finding the gatekeeper to the cardiac catheterization laboratory:Coronary CT angiography or stress testing? [J]. J Am Coll Cardiol, 2015, 65(25):2747-2756. DOI:10.1016/j.jacc.2015.04.060.

41. Cury RC, Leipsic J, Abbara S, et al. CAD-RADS™ 2.0-2022

Coronary Artery Disease-Reporting and Data System. An expert consensus document of the Society of Cardiovascular Computed Tomography(SCCT), the American College of Cardiology(ACC), the American College of Radiology(ACR)and the North America Society of Cardiovascular Imaging(NASCI)[J]. J Cardiovasc Comput Tomogr, 2022, 16(6):536-577. DOI:10.1016/j. jcct.2022.07.002.

42. Shaw LJ, Blankstein R, Bax JJ, et al. Society of Cardiovascular Computed Tomography / North American Society of Cardiovascular Imaging-expert consensus document on coronary CT imaging of atherosclerotic plaque [J]. J Cardiovasc Comput Tomogr, 2021, 15 (2):93-109. DOI:10.1016/j.jcct.2020.11.002.

43. Stojan G, Li J, Budoff M, et al. High-risk coronary plaque in SLE:low-attenuation non-calcified coronary plaque and positive remodelling index [J]. Lupus Sci Med, 2020, 7(1):e000409. DOI:10.1136/lupus-2020-000409.

44. Chang HJ, Lin FY, Lee SE, et al. Coronary atherosclerotic precursors of acute coronary syndromes [J]. J Am Coll Cardiol, 2018, 71(22):2511-2522. DOI:10.1016/j.jacc.2018.02.079.

45. 李苏豫, 唐春香, 张龙江. 冠状动脉 CT 血管成像评估易损斑块新进展[J]. 中华放射学杂志, 2022, 56(03):330-334. DOI: 10.3760/cma.j.cn112149-20210315-00231.

46. Williams MC, Moss AJ, Dweck M, et al. Coronary artery plaque characteristics associated with adverse outcomes in the SCOT-HEART study [J]. J Am Coll Cardiol, 2019, 73(3):291-301.

DOI:10.1016/j.jacc.2018.10.066.

47. Finck T, Stojanovic A, Will A, et al. Long-term prognostic value of morphological plaque features on coronary computed tomography angiography [J]. Eur Heart J Cardiovasc Imaging, 2020, 21 (3):237-248. DOI:10.1093/ ehjci/jez238.

48. 中国医师协会放射医师分会.冠状动脉 CT 血管成像斑块分析和应用中国专家建议[J].中华放射学杂志,2022,56(06):595-607. DOI:10.3760/cma. j. cn112149-20211129-01055.

49. Costopoulos C, Timmins LH, Huang Y, et al. Impact of combined plaque structural stress and wall shear stress on coronary plaque progression, regression, and changes in composition [J]. Eur Heart J, 2019, 40(18):1411-1422. DOI:10.1093/eurheartj/ehz132.

50. 陈艳春,张龙江.国际心血管 CT 协会冠状动脉病变报告和数据系统 2.0 版解读[J].中华放射学杂志,2023,57(03):241-246. DOI:10.3760/cma.j.cn112149-20220814-00675.

51. Xu PP, Li JH, Zhou F, et al. The influence of image quality on diagnostic performance of a machine learning-based fractional flow reserve derived from coronary CT angiography [J]. Eur Radiol, 2020, 30(5):2525-2534. DOI:10.1007/s00330-019-06571-4.

52. Di Jiang M, Zhang XL, Liu H, et al. The effect of coronary calcification on diagnostic performance of machine learning-based CT-FFR: a Chinese multicenter study [J]. Eur Radiol, 2021, 31 (3):1482-1493. DOI:10.1007/s00330-020-07261-2.

53. 中华医学会放射学分会质量控制与安全管理专业委员会,江苏省医学会放射学分会智能影像与质量安全学组.冠状动脉

CT 血流储备分数应用中国专家建议[J]. 中华放射学杂志, 2020,54（10）:925-933. DOI:10.3760/cma.j.cn112149-20191108-00896.

54. Zhang LJ,Tang CX,Xu PP,et al. Coronary computed tomography angiography-derived fractional flow reserve:an expert consensus document of Chinese Society of Radiology［J］. J Thorac Imaging, 2022,37（6）:385-400. DOI:10.1097/RTI.0000000000000679.

55. Fairbairn TA,Nieman K,Akasaka T,et al. Real-world clinical utility and impact on clinical decision-making of coronary computed tomography angiography-derived fractional flow reserve:lessons from the ADVANCE Registry［J］. Eur Heart J, 2018,39（41）:3701-3711. DOI:10.1093/eurheartj/ehy530.

56. Patel MR,Nørgaard BL,Fairbairn TA,et al. 1-year impact on medical practice and clinical outcomes of FFR_{CT}:the ADVANCE registry［J］. JACC Cardiovasc Imaging,2020,13（1 Pt 1）:97-105. DOI:10.1016/j.jcmg.2019.03.003.

57. Collet C,Miyazaki Y,Ryan N,et al. Fractional flow reserve derived from computed tomographic angiography in patients with multivessel CAD［J］. J Am Coll Cardiol,2018,71（24）:2756-2769. DOI:10.1016/j.jacc.2018.02.053.

58. Liu TY,Tang CX,Zhang DM,et al. Prognostic value of CT-FFR based functional Duke Jeopardy score in patients with suspected CAD［J］. JACC Cardiovasc Imaging,2023,16（9）:1227-1229. DOI:10.1016/j.jcmg.2023.02.012.

59. Pontone G,Baggiano A,Andreini D,et al. Dynamic stress computed

tomography perfusion with a whole-heart coverage scanner in addition to coronary computed tomography angiography and fractional flow reserve computed tomography derived［J］. JACC Cardiovasc Imaging,2019,12（12）:2460-2471. DOI:10.1016/j. jcmg.2019.02.015.

60. Nous FMA,Geisler T,Kruk MBP,et al. Dynamic myocardial perfusion CT for the detection of hemodynamically significant coronary artery disease［J］. JACC Cardiovasc Imaging,2022,15（1）:75-87. DOI:10.1016/j.jcmg.2021.07.021.

61. Kitagawa K,Nakamura S,Ota H,et al. Diagnostic performance of dynamic myocardial perfusion imaging using dual-source computed tomography［J］. J Am Coll Cardiol,2021,78（20）:1937-1949. DOI:10.1016/j.jacc.2021.08.067.

62. Nakamura S,Kitagawa K,Goto Y,et al. Incremental prognostic value of myocardial blood flow quantified with stress dynamic computed tomography perfusion imaging［J］. JACC Cardiovasc Imaging,2019,12（7 Pt 2）:1379-1387. DOI:10.1016/j. jcmg. 2018.05.021.

63. Williams MC,Newby DE. CT myocardial perfusion imaging:current status and future directions［J］. Clin Radiol,2016,71(8):739-749. DOI:10.1016/j.crad.2016.03.006.

64. Caruso D,Eid M,Schoepf UJ,et al. Dynamic CT myocardial perfusion imaging［J］. Eur J Radiol,2016,85（10）:1893-1899. DOI:10.1016/j.ejrad.2016.07.017.

65. Yi Y,Xu C,Wu W,et al. Myocardial blood flow analysis of stress

dynamic myocardial CT perfusion for hemodynamically significant coronary artery disease diagnosis:the clinical value of relative parameter optimization [J]. J Cardiovasc Comput Tomogr, 2020, 14(4):314-321. DOI:10.1016/j.jcct.2019.10.001.

66. Yang J, Dou G, He B, et al. Stress myocardial blood flow ratio by dynamic CT perfusion identifies hemodynamically significant CAD [J]. JACC Cardiovasc Imaging, 2020, 13(4):966-976. DOI:10.1016/j.jcmg.2019.06.016.

67. Lee SE, Chang HJ, Sung JM, et al. Effects of statins on coronary atherosclerotic plaques:The PARADIGM study [J]. JACC Cardiovasc Imaging, 2018, 11(10):1475-1484. DOI:10.1016/j. jcmg.2018.04.015.

68. Tamarappoo B, Otaki Y, Doris M, et al. Improvement in LDL is associated with decrease in non-calcified plaque volume on coronary CTA as measured by automated quantitative software [J]. J Cardiovasc Comput Tomogr, 2018, 12(5):385-390. DOI:10.1016/j.jcct.2018.05.004.

69. Yang L, Xu PP, Schoepf UJ, et al. Serial coronary CT angiography-derived fractional flow reserve and plaque progression can predict long-term outcomes of coronary artery disease [J]. Eur Radiol, 2021, 31(9):7110-7120. DOI:10.1007/s00330-021-07726-y.

70. Andreini D, Collet C, Leipsic J, et al. Pre-procedural planning of coronary revascularization by cardiac computed tomography:an expert consensus document of the Society of Cardiovascular Computed Tomography [J]. J Cardiovasc Comput Tomogr, 2022,

16（6）:558-572. DOI:10.1016/j.jcct.2022.08.003.

71. 国家心血管病专业质控中心心血管影像质控专家工作组,中华医学会放射学分会心胸学组,《中华放射学杂志》心脏冠状动脉多排CT临床应用指南写作专家组. 冠状动脉CT血管成像的适用标准及诊断报告书写规范[J]. 中华放射学杂志,2020,54（11）:1044-1055. DOI:10.3760/cma.j.cn112149-20200413-00544.

72. Collet C,Onuma Y,Andreini D,et al. Coronary computed tomography angiography for heart team decision-making in multivessel coronary artery disease［J］. Eur Heart J,2018,39（41）:3689-3698. DOI:10.1093/eurheartj/ehy581.

73. Zu ZY,Xu PP,Chen Q,et al. The prognostic value of CT-derived fractional flow reserve in coronary artery bypass graft:a retrospective multicenter study［J］. Eur Radiol,2023,33（5）:3029-3040. Doi:10.1007/s00330-022-09353-7.

74. Htwe Y,Cham MD,Henschke CI,et al. Coronary artery calcification on low-dose computed tomography:comparison of Agatston and ordinal scores［J］. Clin Imaging,2015,39:799-802. DOI:10.1016/j.clinimag.2015.04.006.

75. Chiles C,Duan F,Gladish GW,et al. Association of coronary artery calcification and mortality in the National Lung Screening Trial:a comparison of three scoring methods［J］. Radiology,2015,276（1）:82-90. DOI:10.1148/radiol.15142062.

76. Hecht HS,Blaha MJ,Kazerooni EA,et al. CAC-DRS:Coronary Artery Calcium Data and Reporting System. An expert consensus

document of the Society of Cardiovascular Computed Tomography （SCCT）[J]. J Cardiovasc Comput Tomogr, 2018, 12（3）:185-191. DOI:10.1016/j.jcct.2018.03.008.

77. Hecht HS. Coronary artery calcium scanning:past, present and future [J]. J Am Coll Cardiol Imaging, 2015, 8（5）:579-596. DOI:10.1016/j.jcmg.2015.02.006.

78. Abdelrahman KM, Chen MY, Dey AK, et al. Coronary computed tomography angiography from clinical uses to emerging technologies:JACC state-of-the-art review [J]. J Am Coll Cardiol, 2020, 76（10）:1226-1243. DOI:10.1016/j. jacc.2020.06.076.

79. Antonopoulos AS, Sanna F, Sabharwal N, et al. Detecting human coronary inflammation by imaging perivascular fat [J]. Sci Transl Med, 2017, 9（398）:eaal2658. DOI:10.1126/ scitranslmed.aal2658.

80. An N, Dey D, Marwick TH, et al. Pericoronary adipose tissue as a marker of cardiovascular risk:JACC review topic of the week [J]. J Am Coll Cardiol, 2023, 81（9）:913-923. DOI:10.1016/j. jacc.2022.12.021.

81. 周茜洋, 唐春香, 张龙江, 等 . 冠状动脉周围脂肪影像学的研究进展[J]. 中华放射学杂志, 2021, 55（3）:320-323. DOI:10.3760/ cma.j.cn112149-2020330-00470.

82. Oikonomou EK, Marwan M, Desai MY, et al. Non-invasive detection of coronary inflammation using computed tomography and prediction of residual cardiovascular risk（the CRISP CT study）:a post-hoc analysis of prospective outcome data [J]. Lancet, 2018, 392（10151）:929-939. DOI:10.1016/S0140-6736（18）31114-0.

83. Smiseth OA, Torp H, Opdahl A, et al. Myocardial strain imaging: How useful is it in clinical decision making? [J]. Eur Heart J, 2016, 37(15): 1196-1207. DOI: 10.1093/eurheartj/ehv529.

84. 曹立坤, 刘珮君, 王沄, 等. 基于冠状动脉 CT 血管成像评估心力衰竭患者左心室心肌应变的可行性研究[J]. 中华放射学杂志, 2022, 56(4): 385-391. DOI: 10.3760/cma.j.cn112149-20210610-00552.

85. Chen J, Zhang LY, Liu Y, et al. Left ventricular strain derived from computed tomography feature tracking: Determinants of failure and reproducibility [J]. Eur J Radiol, 2022, 148: 110190. DOI: 10.1016/j.ejrad.2022.110190.

86. 周晶晶, 唐雪培, 喻思思, 等. 基于 CT 特征追踪技术评估冠心病患者左心室心肌应变的初步研究[J]. 中华放射学杂志, 2022, 56(4): 392-397. DOI: 10.3760/cma.j.cn112149-20210827-00801.

87. Messroghli DR, Moon JC, FeR-Reira VM, et al. Clinical recommendations for cardiovascular magnetic resonance mapping of T1, T2, T2* and extracellular volume: A consensus statement by the Society for Cardiovascular Magnetic Resonance (SCMR) endorsed by the European Association for Cardiovascular Imaging (EACVI)[J]. J Cardiovasc Magn Reson, 2017, 19(1): 75. DOI: 10.1186/s12968-017-0389-8.

88. Nacif MS, Kawel N, Lee JJ, et al. Interstitial myocardial fibrosis assessed as extracellular volume fraction with low-radiation-dose cardiac CT [J]. Radiology, 2012, 264(3): 876-883. DOI: 10.1148/

radiol.12112458.

89. Oda S, Emoto T, Nakaura T, et al. Myocardial late iodine enhancement and extracellular volume quantification with dual-layer spectral detector dual-energy cardiac CT [J]. Radiol Cardiothorac Imaging, 2019, 1 (1): e180003. DOI: 10.1148/ ryct.2019180003.

90. Haug CJ, Drazen JM. Artificial intelligence and machine learning in clinical medicine [J]. N Engl J Med, 2023, 388(13): 1201-1208. DOI: 10.1056/NEJMra2302038.

91. Lin A, Manral N, McElhinney P, et al. Deep learning-enabled coronary CT angiography for plaque and stenosis quantification and cardiac risk prediction: an international multicentre study [J]. Lancet Digit Health, 2022, 4 (4): e256-e265. DOI: 10.1016/S2589-7500 (22)00022-X.

92. Kolossváry M, Karády J, Szilveszter B, et al. Radiomic features are superior to conventional quantitative computed tomographic metrics to identify coronary plaques with napkin-ring sign [J]. Circ Cardiovasc Imaging, 2017, 10 (12): e006843. DOI: 10.1161/ CIRCIMAGING. 117. 006843.

93. Kolossváry M, Kellermayer M, Merkely B, et al. Cardiac computed tomography radiomics: a comprehensive review on radiomic techniques [J]. J Thorac Imaging, 2018, 33 (1): 26-34. DOI: 10.1097/RTI.0000000000000268.

94. Chen Q, Pan T, Wang Y N, et al. A coronary CT angiography radiomics model to identify vulnerable plaque and predict cardiovascular

events [J]. Radiology, 2023, 307 (2):e221693. DOI:10.1148/radiol.221693.

95. Kolossváry M, Gerstenblith G, Bluemke DA, et al. Contribution of risk factors to the development of coronary atherosclerosis as confirmed via coronary CT angiography:a longitudinal radiomics-based study [J]. Radiology, 2021, 299 (1):97-106. DOI:10.1148/radiol. 2021203179.

96. Chen Q, Xie G, Tang CX, et al. Radiomics signature for predicting coronary plaques with rapid progression [J]. Circ Cardiovasc Imaging, 2023, 16 (9):e015340. DOI:10.1161/CIRCIMAGING.123.015340.

97. Zreik M, van Hamersvelt RW, Wolterink JM, et al. A Recurrent CNN for automatic detection and classification of coronary artery plaque and stenosis in coronary CT angiography [J]. IEEE Trans Med Imaging, 2019, 38 (7):1588-1598. DOI:10.1109/TMI.2018.2883807.

98. Yang S, Koo BK, Hoshino M, et al. CT angiographic and plaque predictors of functionally significant coronary disease and outcome using machine learning [J]. JACC Cardiovasc Imaging, 2021, 14 (3):629-641. DOI:10.1016/j. jcmg.2020.08.025.

99. Tang CX, Qiao HY, Zhang XL, et al. Functional CAD-RADS using FFR_{CT} on therapeutic management and prognosis in patients with coronary artery disease [J]. Eur Radiol, 2022, 32 (8):5210-5221. DOI:10.1007/s00330-022-08618-5.

100. 张龙江, 周帆, 卢光明 . 心血管影像学在预防医学中的价值和发展前景[J]. 国际医学放射学杂志,2021,44(2):174-178. DOI:10.19300/j.2021.Z18870.

101. Bienstock S,Lin F,Blankstein R,et al. Advances in coronary computed tomographic angiographic imaging of atherosclerosis for risk stratification and preventive care [J]. JACC Cardiovasc Imaging,2023,S1936-878X(23)00091-8. DOI:10.1016/j. jcmg.2023.02.002.

附　录

附录1　心脏冠状动脉 CT 血管成像患者知情同意书（供参考）

心脏冠状动脉 CT 血管成像（CCTA）是一项无创的影像学检查，主要用于冠状动脉疾病的排查。该项检查由临床医师开具申请单，影像科医师负责完成检查和诊断。由于患者个体差异以及病情程度不同，该项检查存在以下相对禁忌证或风险，检查前需要患者及其直系亲属认真阅读以下告知内容，并签署该知情同意书。

（1）既往无使用碘对比剂发生严重不良反应的病史，如严重过敏或过敏样反应甚至休克。

（2）使用碘对比剂 1 h 至 1 周内可能出现不同程度的急性不良反应或迟发性不良反应，详情参见药品说明书。

（3）无甲状腺功能亢进、严重肾功能不全、支气管哮喘等病史。如有此类病史，需临床医师进一步评估病情，并与患者及其家属共同认可。

（4）该检查由于使用高压注射器注射对比剂，流率较快,注射部位可能出现碘对比剂漏出,造成皮下组织肿胀、疼痛、麻木感,甚至溃烂、坏死等。

(5)该检查存在一定剂量的电离辐射,对身体的损伤在安全范围内。孕妇,特别是怀孕 3 个月内的妇女为相对禁忌证,若必须检查,需要临床医师和患者本人或亲属知情同意。

(6)某些患者因病情严重,如存在严重的肺动脉高压、不稳定心绞痛或者心肌梗死、严重的心功能不全、急性主动脉夹层等,CT 检查过程中可能出现病情的突然发展,甚至出现死亡等严重不良事件。

(7)检查过程中,患者呼吸不能配合、出现心率的变化或者部分心律失常,均可能导致检查失败。

(8)可能出现的其他意外情况。

我已详细阅读以上告知内容,对医护人员的解释已经清楚和理解,经慎重考虑,同意做此项检查。

签署人:　　　　（患者）;如果是监护人:　　　（监护人）
　　　　　　　　　　　　　　　　（与患者关系）

谈话医护人员:

签署时间:　　　年　　　月　　　日

附录2 常规胸部CT钙化评估报告示例

CT报告单

姓名:	性别:	年龄:	检查日期:

患者ID: 　　　　　　　　　　　检查号:
检查项目:CT胸部(平扫)
申请科室: 　　　申请医师: 　　　申请日期:

检查所见:

　　两肺清晰,肺纹理走行自然;两肺内未见结节、斑片或索条影;两侧肺门、纵隔内未见肿大淋巴结或肿块;心影不大,冠状动脉左前降支管壁见钙化影,呈轻度钙化;胸膜未见增厚,未见胸腔积液征象;胸壁结构未见异常。

印象:

冠状动脉左前降支管壁轻度钙化。

报告医师: 　　　审核医师: 　　　报告日期:

【注:本报告仅供本院医师参考,不做任何证明】

附录 3　标准化 CCTA 报告示例

CT 报告单

姓名：	性别：	年龄：		检查日期：

患者 ID：　　　　　　　　　　　　　检查号：

检查项目：冠状动脉 CTA

申请科室：　　　　申请医师：　　　　申请日期：

检查所见：

　　冠状动脉钙化总积分：187.52；冠状动脉左主干钙化积分：0；左前降支钙化积分：187.52；左回旋支钙化积分：0；右冠状动脉钙化积分：0。

　　冠状动脉起源、走行及终止正常，右冠状动脉优势型。

　　左主干(LM)未见斑块及明显狭窄。

　　左前降支(LAD)近段管壁可见节段性混合斑块影，为高危斑块("餐巾环"征及低密度斑块)，管腔中度狭窄；左前降支中段及远段未见斑块及明显狭窄。

　　左回旋支(LCX)未见斑块及明显狭窄。

　　右冠状动脉(RCA)未见斑块及明显狭窄。

　　左心室、右心室、左心房、右心房大小及关系正常，未见明显异常连接；房室腔内未见明显充盈缺损。心肌形态及密度未见明显异常。心脏瓣膜未见明显增厚及钙化。心包未见明显增厚、钙化及积液。

　　扫及范围内，心外未见明显异常。

印象：

1. 冠状动脉钙化总积分：187.52。
2. 左前降支(LAD)近段混合斑块(高危斑块)，管腔中度狭窄。

解释说明：

CaS=0 为无钙化，CaS 在 1 ～ 99 之间为轻度钙化，100 ～ 299 为中度，300 ～ 999 为重度，≥1000 为极重度。

狭窄程度分级：0 级(无斑块、无狭窄)、1 级(轻微狭窄，1% ～ 24%)、2 级(轻度狭窄，25% ～ 49%)、3 级(中度狭窄，50% ～ 69%)、4 级(重度狭窄，左主干狭窄程度≥50% 或其余血管狭窄程度为 70% ～ 99%)和 5 级(闭塞，至少 1 支血管完全闭塞)。

报告医师：　　　　审核医师：　　　　报告日期：

【注：本报告仅供本院医师参考，不做任何证明】

附录4 CT–FFR 报告示例

CT-FFR 报告单

姓名：　　　　　　性别：　　　　　　年龄：

检查时间：　　　　　影像编号：

检查所见

冠状动脉	狭窄情况参考	FFR 测量值	0　0.20 0.40 0.60 0.80 1.00
LAD	重度狭窄	0.74	
LCX	未见明显狭窄	0.95	
RCA	未见明显狭窄	0.96	

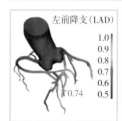

左前降支（LAD）

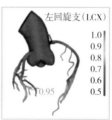

左回旋支（LCX）

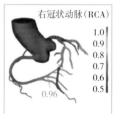

右冠状动脉（RCA）

解释说明

根据 CT-FFR 应用中国专家建议：

·对于病变远端 CT-FFR 值>0.80，认为该病变不会引起功能性缺血改变；

·病变远端 CT-FFR 值<0.70，认为该病变是缺血特异性病变，推荐进行血运重建；

·位于"灰区"CT-FFR 值（0.70～0.80）的患者，是否需要血运重建应综合考虑临床和其他功能影像学检查信息。

报告医师：　　　　　　审核医师：　　　　　　检查时间：

【**注**：本报告仅供本院医师参考，不做任何证明】